역류성 식도염 ☑
부정맥 ☑
갱년기 ☑
증상이 있으시다면

역류성 식도염·부정맥·갱년기 증상이 있으시다면

초판 1쇄 발행 2021년 2월 10일

지은이 한진
펴낸이 장길수
펴낸곳 지식과감성#
출판등록 제2012-000081호

디자인 박예은
편집 박예은
검수 양수진, 윤혜성
교정 박솔빈
마케팅 고은빛, 정연우

주소 서울시 금천구 벚꽃로298 대륭포스트타워6차 1212호
전화 070-4651-3730~4
팩스 070-4325-7006
이메일 ksbookup@naver.com
홈페이지 www.knsbookup.com

ISBN 979-11-6552-690-0(03510)
값 15,000원

- 이 책의 판권은 지은이와 지식과감성#에 있습니다.
- 이 책 내용의 전부 또는 일부를 재사용하려면 반드시 양측의 서면 동의를 받아야 합니다.
- 잘못된 책은 구입하신 곳에서 바꾸어 드립니다.

지식과감성#
홈페이지 바로가기

역류성 식도염
부정맥
갱년기
증상이 있으시다면

한의학박사 한진 지음

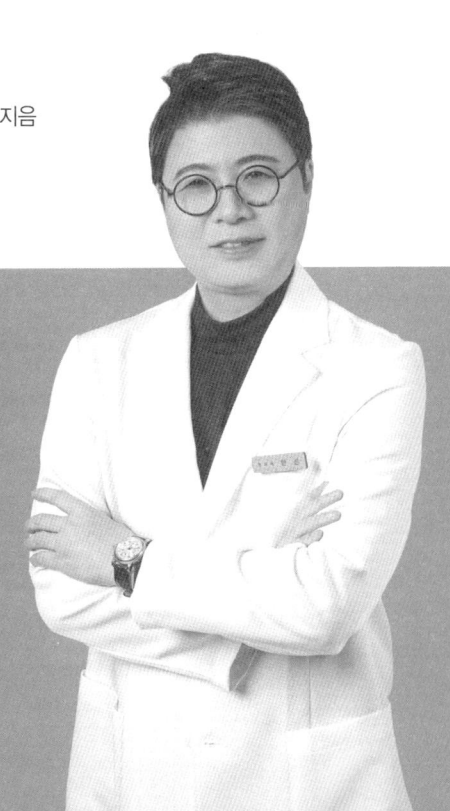

가벼운 증상이면 스스로 해결하고,
치료를 받더라도 발병의 원리를 알면
기간을 단축할 수 있다

"이 책을 읽는 모든 사람이
역류성 식도염, 부정맥, 갱년기로 인한 고통을 덜고
건강을 유지하기를 소망합니다." - 한진

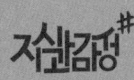

📌 **목차**

프롤로그 8

chapter 01 기본적으로 알아둘 사항

1 역류성 식도염 환자의 얼굴 ─────────────── 12
2 어떤 사람들이 역류성 식도염에 잘 걸릴까요? ───── 13
3 역류성 식도염은 왜 잘 낫지 않는 걸까요? ─────── 16
4 소화가 잘된다고 생각하는 것과 실제로 잘되는 건 다른 얘기다 ─ 18
5 어느 날 갑자기 역류성 식도염에 걸렸다 ─────── 19
6 제산제, 진통제의 장기 복용이 위장에 미치는 영향 ── 21
7 살이 빠지면서 목에 걸린 느낌과 더불어 목이 잘 쉬는 증상의 관계 ─ 23
8 급체가 잦으면 만성 위염이나 역류성 식도염이 될 수 있다 ─ 25
9 역류성 식도염은 갱년기에 더 심해져 ───────── 27
10 맥박이 간혹 안 뛰어요 ─────────────── 28
11 부정맥과 갱년기 ─────────────────── 30
12 화병과 부정맥 ──────────────────── 32
13 상열하한上熱下寒, 갱년기 열감과 불면증의 원인 ──── 33
14 건강 염려증 ───────────────────── 36

chapter 02 생활에 불편을 주는 다양한 증상과 치료

1	역류성 식도염, 나이에 따른 증상과 치료	40
2	눈 침침 증상의 간편 조치	45
3	심계항진 心悸亢進, 가슴 통증 답답함 증상의 치료와 도움 되는 식습관	49
4	부정맥 심방세동과 불면증, 가슴 두근거림	53
5	기외수축 부정맥과 역류성 식도염의 목 이물감이 함께 있는 경우	57
6	인후두 역류 질환 증상	59
7	구취	63
8	속 쓰림	65
9	만성 기침과 후두염	67
10	가슴이 답답하고 아픈 경우	71
11	불면증	75
12	갱년기에 좋은 콩, 주의할 점은?	79
13	입과 혀가 자주 마르시나요?	81
14	마음 어딘가 허전하거나 우울하세요?	82
15	갱년기, 우리 몸에서 가장 중요한 장기는?	84
16	얼굴 열감과 홍조	87
17	등, 어깨 아픔, 갈비뼈 아래 통증, 명치 아픔을 동반한 역류성 식도염과 위염	89
18	담 결리는 증상	95
19	자주 체함, 담적, 복근 긴장을 동반한 기능성 위장 장애	97
20	속에 열이 많은 공복 시 속 쓰림, 위산 역류, 위궤양	102
21	화병, 우울증이 동반된 위염, 역류성 식도염, 기능성 소화 불량	109
22	가스 창만, 설사가 동반된 경우	114
23	구역, 구토, 잦은 트림, 울렁거림이 동반된 위염과 역류성 식도염	117

24	설태가 없는 위염, 역류성 식도염	120
25	두통, 편두통, 어지럼증이 동반된 소화 불량	122
26	변비, 설사 기타 대장 질환	124
27	두드러기가 동반된 위장병	128
28	수험생의 위장병	129
29	머리가 아플 때	131
30	면역 저하, 만성 피로, 기침	134
31	손발이 저리고 차가움	138
32	입이 쓰고 배꼽 바로 윗부분이 단단하고 박동搏動이 있을 때	143
33	속 쓰림과 신물 올라옴	146
34	떨림증	149
35	소변을 자주 보고 싶은 증상	151
36	갑상선 甲狀腺 질환	152
37	목덜미가 뻐근하면서 속이 울렁거리는 경우	156
38	복부 팽만	158
39	안면 비대칭과 구안와사 口眼喎斜	160
40	숙취 해소	161
41	침 치료의 효과와 주의점	164
42	살찌고 싶어요	166
43	상체 열	168
44	위장병과 보약	171
45	분노 조절 장애	173
46	밥 안 먹는 아이	175
47	이명증과 어지럼증	176
48	피부 질환 – 음낭 습진, 음부 소양증 가려움증, 여드름	179
49	생강차와 양배추즙	184

chapter 03 　부록:
목 이물감·명치 통증의 양상과
이를 개선하는 데 도움을 주는 생활 습관

1　목 이물감의 양상 _____ 188
2　명치 통증의 양상 _____ 190
3　식습관 _____ 191
4　운동 습관 _____ 193
5　스트레스 완화 지압법 _____ 194
6　기억할 내용 _____ 196

에필로그　200

프롤로그

우리 몸의 여러 장기 중 소중하지 않은 게 하나도 없습니다. 그중에서도 위장은 음식물을 섭취하고 양질의 영양분을 흡수하는 기능을 하는데, 위장 질환 특히 역류성 식도염이 있으면 평소 생각지도 못한 다양한 증상이 나타나는 경우가 많습니다.

위장과 관련된 증상은 소화 불량, 속 더부룩함, 명치 통증, 배에 가스 참, 입 마름, 구취, 식욕 부진, 속 쓰림, 위산 역류로 인한 목과 가슴 화끈거림, 변비나 설사 등이 있습니다. 이를 한데 아울러 위장 불편감이라 표현합니다. 여기에 위장 자체와는 떨어진 부위에서 증상이 나타나기도 합니다.

머리와 얼굴 부위에선 두통(주로 편두통이 많음), 어지럼증, 눈이 침침하고 건조, 이명증, 목과 코가 건조하고 답답함 등이 나타날 수 있습니다. 가슴 부위에선 답답함과 통증, 심장이 쿵 내려앉는 느낌, 가슴 두근거림, 숨이 잘 차는 증상 등을 느낄 수 있습니다. 가슴 증상과 같이 나타날 수 있는 증상이 부정맥不整脈입니다. 맥박이 뛰다가 한번씩 쉬는 경우가 가장 많고 갑자기 불규칙하게 빠르게 뛰기도 합니다.

순환 문제와 관련해선 손과 발이 차가워지는데 배가 차가운 증상이 함께 나타나기도 합니다. 배가 차가우면 다리에 힘이 빠지는 일이 많고 계단을 오를 때 힘이 들 수 있습니다. 등과 어깨가 자주 아프기도 한데 소화 기능이 떨어지는 날 통증이 더 심해지는 경향이 있습니다.

상기 증상들은 개별적으로 나타나기도 하지만 대개 여러 증상이 복합적으로 나타나는 경우가 많고, 갱년기엔 증상이 더 심해지는 경향이 있습니다. 여러 증상 중에서 가장 문제가 되는 건 수면의 질이 떨어진다는 점입니다. 잠드는 데까지 걸리는 시간이 길어지거나 중간에 자주 깨고 얕은 잠을 자게 되는 증상이 이어지게 되는 것입니다.

갱년기엔 예전부터 위장 기능이 떨어진 사람이 역류성 식도염이 새로 발병하거나 오랫동안 잘 낫지 않고 재발하는 경향이 많습니다. 갱년기에 나타날 수 있는 얼굴 열감이나 홍조 그리고 체력 저하와 더불어 생활에 많은 불편을 주게 됩니다.

이외에도 사람마다 다르게 호소하는 여러 증상이 있습니다. 역류성 식도염을 중심으로 곁가지를 달고 있는 증상들이 많아 일단 위장 기능을 회복하면서 문제 장기를 치료한다면 불편한 증상들이 사라지게 됩니다.

이 책에선 역류성 식도염, 부정맥 그리고 갱년기 질환에 대해 평소 많이 접할 수 있는 증상과 치료 중심으로 정리하였고, 가정에서 할 수 있는 간단한 조치들에 대해서도 다루었습니다. 가벼운 증상이라면 스스로 해결하고, 자가 치료가 어려운 상황이라도 병이 발생하는 원리와 생활 습관을 정확히 이해한다면 설령 의료 기관에서 치료를 받더라도 치료 기간을 단축하는 데 도움이 될 것입니다.

이 책을 읽는 모든 사람이 역류성 식도염, 부정맥, 갱년기 증상으로 인한 고통을 덜고 건강을 유지하기를 소망합니다.

경희효자한의원 원장
한의학박사 **한진**

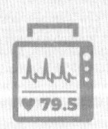

chapter 01

기본적으로
알아둘 사항

1. 역류성 식도염 환자의 얼굴

 한 사람의 얼굴을 보면 그 사람이 어떻게 살아왔는지 그 인생을 들여다볼 수 있습니다. 오랫동안 많은 환자를 본 경험 많은 의료인은 환자의 얼굴이나 몸짓을 보고 이 사람이 어디가 어떻게 아픈지 그가 직접 말을 안 해도 어느 정도 가늠할 수 있습니다.

 역류성 식도염 치료를 위해 진료실 문을 두드리는 환자들의 얼굴을 보면 우선 너무 어두운 표정은 아닙니다. 물론 오랜 기간 위장 질환으로 고생한 사람은 목소리에 힘이 없고, 오래 앉아있는 것도 힘들어하기도 하지만 대부분은 꼭 낫겠다는 의지가 강한 편이라 우선 밝게 웃으려고 애쓰는 모습이 많이 보입니다. 표정이 없고 굳은 얼굴을 가진 사람도 대화를 나누고 마음을 나누는 과정을 통해 눈물을 흘리면서 표정이 부드럽게 변하기도 합니다. 마음이 누그러지고 열리기 위해선 30분 정도 상담이 필요합니다. 왜냐하면, 환자의 증상은 물론 생활 습관을 온전히 이해할 수 있기 때문입니다.

 역류성 식도염 환자의 피부색은 검기도 하고 하얗기도 하지만 전반적으로 좀 누렇게 피부가 뜬 느낌이 듭니다. 한의학에선 이를 위황증萎黃症이라고 부르고, 간이나 췌장 그리고 담도膽道에 문제가 생겨 유발된 황달에 비해선 좀 어두우나 눈의 흰자까지 노랗지는 않습니다. 위황증은 소화력이 약하여 먹은 음식물에서 영양이 제대로 흡수되지 않을 때 나타납니다. 노란색이 조금 선명하다면 당근, 귤과 같이 베타카로틴 성분이 많이 함유된 식품을 많이 섭취한 것이 이유입니다. 이런 경우엔 손발이 노래지기도 합니다.

역류성 식도염 환자들의 얼굴에서 가장 특징적인 모습은 입술에 나타납니다. 영양 흡수가 잘 안 되고 마른 체형의 사람은 입술에 핏기가 없고 창백합니다. 손톱 역시 비슷한 색을 띕니다. 위나 식도에 만성적인 염증이 있다면 입술이 검은 편인데 그냥 어두운 편인 경우도 있고 심한 사람은 흑염소 같은 색을 보이기도 하는데, 입술이 검은색을 보이는 것은 위장에 염증으로 인한 위열胃熱이 나타나기 때문입니다. 열은 위로 올라가는 속성을 가지고 있으므로 위에 열이 많다면 입술에 윤기가 없고 건조하고 갈라지는데, 입술이 튼 부분을 수시로 뜯는 사람도 있습니다.

얼굴의 형태를 보면, 얼굴이 작고 긴 사람이 둥근 사람에 비해 위장이 좀 더 약한 편인데, 전자는 위장병을 오랜 기간 앓은 사람이 많고, 후자는 최근 몇 년 이내로 위장병이 발병한 사람이 많습니다.

2 어떤 사람들이 역류성 식도염에 잘 걸릴까요?

최근 내시경 검사를 통해 역류성 식도염 진단을 받았거나 오래전에 진단받고 치료 관련 약물을 계속해서 복용 중이라면 이는 우리의 일상생활에 많은 불편감을 줍니다. 그렇다면 누가 역류성 식도염에 잘 걸리는 걸까요?

우선 오래전부터 소화 기능이 떨어진 사람이 그렇습니다. 대개 학

창 시절부터 위장 기능이 좋지 않았다고 말하는 사람이 많으며 유치원생이나 초등학생도 역류성 식도염 증상을 호소하는 경우가 상당수 있어 소화 기능은 어느 정도 타고난 것으로 볼 수 있습니다. 부모님이 소화 기능이 약한 경우 자식 역시 위장 기능이 저하된 경우가 많은 것으로 보아 유전적인 소인이 있는 것은 분명합니다.

예전부터 소화 기능이 떨어지는 사람들은 대개 소음인 체질이 많습니다. 소음인은 타고나기를 소화기가 약한 사람입니다. 대개 마른 체형이 많고 윗배를 보면 갈비뼈와 갈비뼈가 만나는 곳을 명치라 부르는데 이 부위가 좁고 길쭉한 체형을 가지고 있는 사람들입니다. 소음인은 땀이 잘 나지 않는 경향이 강하고 사우나나 찜질방에서 땀을 좀 빼고 나면 쉽게 노곤해집니다. 그래서 소음인은 사우나나 찜질방을 좋아하지 않는(좋아하더라도 오래 머무르지는 않음) 경우가 많습니다.

소음인의 다른 특징은 인후咽喉 부위가 약하다는 점입니다. 평소 기관지가 약하고 기침이 자주 나는 편이고, 감기에 잘 걸리고, 감기에 걸리면 목감기가 잘 오는 경향이 있습니다. 목소리도 쉽게 잠기고 갈라지며 음성音聲에 힘이 없는 경우가 많습니다. 손발과 아랫배가 차가운 것도 소음인의 특징 중 하나입니다. 혈액 순환이 잘 안 되고 체력과 면역력이 쉽게 떨어지기 때문에 피로를 자주 느끼기도 합니다. 임신이 가능한 연령대 여성은 생리 주기가 길어지고 생리량이 줄어드는 증상이 자주 나타납니다. 소음인은 꼼꼼한 사람이 많은데, 일을 계획적으로 기교 넘치게 행합니다. 모르는 사람과 쉽게 친해지지는 않지만 일단 친해지고 나면 마음을 쉽게 터놓고 허울 없이 지내기를 좋아합니다. 성격이 예민하고 다른 사람에게 화를 잘 못 내고 가슴속에 담아두는 경향이 많은 것도 특징이며 타인으로부터 받은 스트레스를 그 자리에서 풀지 못한 것을 뒤늦게 후회하는 일도 많습니다. 소음인은 스트레스에 대한 내성이 약합니다. 그래서 병명 앞에 신경성이나 기능성이라고 붙는 질환들 가령, 신경성 위염, 기능성 소화 불량 등의 질환에 자주 노출됩니다. 소음인은 그들이 가진 이런 특성들 때문에 역류성 식도염에 잘 걸리는 것입니다. 그렇다고 자신이 소음인이라고 좌절하지 마시길 바랍니다. 소음인의 인내와 끈기는 다른 체질에 비해 더 뛰어납니다. 그래서 어떤 병病에 걸리더라도 인내를 가지고 극복해내는 사람들 역시 소음인입니다. 소음인은 살면서 잔병치레를 많이 합니다. 이에 비해 태음인이나 소양인은 평소 건강한 편입니다. 특별히 중대한 스트레스를 받거나 과식을 자주 하지 않는 한 역류성 식도염에 잘 걸리지 않습니다. 태음인과 소양인은 젊은 시절부터 건강을 자부하는 사람이 많아서 병원에 잘 가지 않습니다. 당연한 일입니다. 하지만 두 체질의 단점도 있습니다. 일단 병에 걸리게 되면 큰 병인 경우가 많다는 점입니다. 소음인처럼 자주 아프고 병원에 자주 드나들게 되면 큰 병을 미리 예방할 수 있는 장점이 있습니다. 소음인은 예전부터 아픈 데가 많아 자신의 몸의 변화에 대해 그러려니 생각을 하지만 평소 건강한 사람이 갑자기 아프면 견디기 힘듭니다. 특히 위장 문제에 대해서 더합니다. 식욕이 왕성한 사람 중에 젊어서는 중국요리를 배달시키면 볶음밥을 먹고 난 후 짜장면을 추가로 먹을 수 있었는데 어느 날 갑자기 소화가 안 되면서 입맛이 영 줄어드니 '내가 큰 병에 걸린 건 아닌가?' 하고 걱정하기도 합니다.

평소 건강한 사람도 소화기가 약해지고 몸 여기저기 아픈 데가 늘어날 때가 있습니다. 이 시기가 바로 갱년기입니다. 갱년기는 남녀 모두에게 옵니다. 여성은 폐경이라는 특별한 사건을 경험하게 되지만 남녀 모두 인체의 활력活力이 떨어지는 시기가 바로 갱년기입니다.

갱년기와 중장년 시기를 지나 노년으로 접어들면 소화가 잘 되는 사람을 찾기가 더 힘듭니다. 왜냐면 나이가 들수록 음인陰人의 모습을 보이기 때문입니다. 노인 중에 뛰어다니는 사람은 별로 없습니다. 왜냐하면, 나이가 들수록 우리 몸의 장기가 기능적으로 더 약해지고 근력이 떨어지고 다리에 힘이 빠지기 때문입니다. 반대로 어린 아이 중에는 소화가 잘 안 되는 친구를 찾기가 힘든데 어릴 땐 소양지체少陽之體라고 양적인 특성이 많기 때문입니다. 그만큼 활동적이라 음식물 분해 속도가 빠르다고 볼 수 있습니다.

3 역류성 식도염은 왜 잘 낫지 않는 걸까요?

우리나라에서 한 해 위장 질환으로 진료를 받는 사람의 수가 전체 국민 다섯 명 중 한 명에 이른다고 합니다. 약사들의 얘기를 들어보면, 약국을 방문하는 상당히 많은 사람이 역류성 식도염 관련 처방을 받는다고 말할 정도로 환자 수가 많습니다.

처음에 속이 불편하거나 목이 답답하면 먼저 내과나 이비인후과를 방문하여 내시경이나 후두경 검사를 받게 됩니다. 검사 후 역류성 식도염이나 후두염 진단을 받고 제산제나 위장관 운동 조절제 등을 처방받게 됩니다. 약을 처방받으면 금세 좋아지는 게 정상이지만 잠깐 좋아지는 듯하다가 나중엔 약이 잘 듣지 않거나 재발하는 일이 잦습니다. 그 이유는 두 가지로 나누어 생각할 수 있습니다.

첫째, 평소 육체적 노동을 자주 하여 허리, 어깨, 무릎, 손목, 팔꿈치 등 관절이 자주 아픈 경우 진통제를 복용하는 경우가 많습니다. 대개는 비스테로이드성 소염진통제를 복용하게 되는데, 이 약물이 부식성 식도염을 유발하는 위험 인자라는 점입니다. 위 점막에 반복적으로 자극을 주어 염증을 유발하기 때문에 소염 진통제와 더불어 소화제가 같이 처방됨에도 불구하고 위장 질환이 잘 낫지 않게 만듭니다.

둘째, 역류성 식도염에 처방되는 제산제의 특징 때문입니다. 제산제는 위산 분비를 억제하는 효능을 가지고 있습니다. 억제 차단하는 약물은 복용하다 중단하면 약 복용 전보다 증상이 더 심해지는 경향이 있는데, 이를 리바운드 현상이라 부릅니다. 일부 혈압약의 경우 혈압약 복용하다 중단할 때 원래보다 혈압 수치가 더 올라가는 것도 같은 이유 때문입니다. 제산제는 위장 운동성을 떨어뜨립니다.

역류성 식도염에 흔히 처방되는 제산제를 단기간 복용하여 증상이 사라지고 재발하지 않는다면 더할 나위 없이 좋겠지만 장기간(진료 경험상 1달 이상) 복용하다가 중단하면 원래보다 증상이 더 심해질 수도 있다는 얘깁니다. 제산제를 복용하여도 약에 대한 반응이 적은 경우는 체력과 면역력이 떨어져 인체의 순환 기능이 떨어진 경우입니다. 어떤 약이든지 먹고 나면 순환이 잘 돼야 표적 장기에 잘 도달

하고 효과를 발휘하게 되는데, 몸 자체가 약물 자체도 제대로 흡수하지 못하는 상황이라면 약효가 시의적절하게 나타날 수 없습니다.

4 소화가 잘된다고 생각하는 것과 실제로 잘되는 건 다른 얘기다

사람마다 음식에 대한 기호가 제각각이죠. 따라서 특정 음식을 좋아하지 않는 경우가 많습니다. 가령 '저는 과일을 안 먹어요', '콩을 안 먹어요', '고기는 원래부터 안 좋아해요'라고 말하는 경우가 있습니다. 소화 기능에 대한 기초적인 평가를 위해 '육류나 밀가루에 대한 부담은 있는가'라고 물어볼 수 있는데 위장이 약한 사람은 고기나 빵, 라면 등을 섭취하면 속이 더부룩하고 답답한 증상이 있다고 답하는 경우가 많습니다. 그런데 이런 음식들이 위장에 부담됨에도 불구하고, 원래부터 고기나 밀가루 음식은 먹지 않으며, 소화는 잘 되는 편이라고 말씀하시는 분도 있습니다. 이는 음식을 먹을 수 있는 상황, 다시 말해 식사 때가 되어 음식을 섭취하는 행위 자체를 소화가 잘 되는 것이라 말씀하시는 것입니다. 심지어 그렇게 말씀하시면서 트림을 연속적으로 하시기도 합니다.

이런 경우를 소화가 잘되는 상황이라고 볼 수는 없습니다. 위장이 오래전부터 좋지 않으면 경험적으로 위장에 부담을 주는 음식은 피하기 마련입니다. 나이 어린 초등학교 저학년 학생들조차 햄버거나 피자를 먹고 속이 안 좋은 경험을 하게 되면 잘 안 먹거나 아주 조금만 먹는 모습을 보입니다. 특정 음식을 먹고 속이 더부룩하고 종일 전혀 배고프지 않으면 당연히 그런 음식은 피하게 되는데, 오랜 기간에 걸쳐 습관이 된다면 위장에 부담이 적은 음식만 섭취하면서 소식하는 것이 일상화되고 나중엔 소화에 큰 부담이 없다고 말하게 되는 것입니다.

위장 질환으로 진료를 받는 사람 수가 전체 인구의 20% 정도임을 생각한다면 5명 중 4명은 육류나 밀가루 음식에 대한 부담이 적을 수도 있습니다. 하지만 소화 기능이 약하다면 우선 자신의 현 상황을 받아들이고 치료에 임하는 것이 좋습니다. 그렇다고 일부러 육류나 밀가루 음식을 더 많이 섭취하면서 위장 상태를 테스트해 볼 필요까지는 없습니다.

5 어느 날 갑자기 역류성 식도염에 걸렸다

환자들이 자주 하시는 얘기가 어느 날 갑자기 소화가 안 되고 목과 가슴이 답답하여 내시경 검사를 받았더니 역류성 식도염이라고 했고 그 이후로 지금까지 잘 낫지 않는다는 것입니다. 어제까지는 멀쩡했는데, 오늘 갑자기 역류성 식도염이 생길 수 있을까요? 무슨 일이든지 그 일을 유발한 원인이 있기 마련입니다. 집안에 우환이 있거나 사업이나 송사 등으로 큰 스트레스를 받은 후 역류성 식도염이 나타나기도 하는데, 실제로 가능한 일입니다. 갑자기 유발된 급성 스트레스는 위와 식도의 운동을 떨어뜨리고 위 식도 역류증을 유발할 수 있습니다.

한의학엔 탈영실정증脫營失精證이란 병명이 있습니다. 탈영은 높은 관직에 있던 사람이 갑자기 지위가 낮아지는 상황을 말하고, 실정은 재물이 많던 사람이 재물이 없어지는 상황을 말합니다. 이로 인해 극심한 스트레스를 받고 입맛이 없어지고 몸의 기운이 쇠퇴하는 증상을 유발하는 질환을 말하는 것입니다. 집안의 우환이나 기타 업무적 문제 등 급성 스트레스로 유발된 역류성 식도염은 그 원인이 되는 사건이 종결 혹은 해결이 되어야 온전히 나아지는 경향을 보이지만, 대개는 많은 시간이 지나야 하므로, 너무 시간만 믿고 기다리는 것보다는 적극적인 치료에 임하는 것이 시간적 그리고 경제적 손실을 줄이는 길이라 할 수 있습니다. 급성 스트레스 상황은 자율 신경의 조화가 무너진 상황이라고 볼 수 있습니다. 자율 신경은 사람의 의지와 상관없이 인체의 여러 기능을 제어하는 신경 계통을 말합니다. 자율 신경 계통의 불균형이 기능성 소화 불량과 위 내 음식물 정체를 유발할 수도 있는 것입니다. 자율 신경은 크게 '교감 신경'과 '부교감 신경'으로 나눠집니다.

교감 신경은 주로 급성 스트레스와 같은 위험요인에 대한 방어 작용을 담당하는데 주로 혈압이나 맥박을 상승시키고 소화관 효소의 분비를 억제합니다. 부교감 신경은 교감 신경과 반대되는 작용으로 스트레스를 이완시키는 작용을 담당하며, 소화 효소의 분비를 촉진합니다. 따라서 부교감 신경 기능이 저하되면 소화 효소가 덜 분비되고 위장관에 음식물이 머무르는 시간이 길어지고 상복부가 더부룩하고 답답한 증상을 초래할 수 있습니다.

  부교감 신경과 교감 신경은 조화를 이루어야 하는데, 그러기 위해선 우리 몸의 순환이 잘 돼야 합니다. 동맥 순환을 통해 우리 몸 구석구석 신선한 혈액과 산소를 공급하고, 정맥 순환을 통해 노폐물과 이산화탄소를 몸 밖으로 제때 배출해야 할 필요가 있는 것입니다. 이렇게 되면 우리 몸이 지나친 스트레스로 인해 교감 신경이 지나치게 활성화되는 걸 막고 부교감 신경과의 조화를 이루게 됩니다.

6 제산제, 진통제의 장기 복용이 위장에 미치는 영향

  비염이나 결막염 같은 알레르기 질환이 오래되고 감기에 잘 걸리면 항히스타민제, 진통제 그리고 항생제를 꾸준히 복용해야 하는 경우가 있습니다. 이들 약물 복용 후 역류성 식도염 증상이 생겨서 1년 이상 제산제를 복용하였으나 차도가 전혀 없기도 합니다. 내시경 소견은 점점 더 심해지고 급기야 후두염 증상이 나타나기도 합니다. 공복 시 속 쓰림이 심하여 명치가 송곳으로 찌르듯 따끔거리는 증상이 나타나기도 하는데, 크림빵 등 단 음식을 선호하는 경우 증상이 심해지는 경향이 있습니다. 근육이나 관절 손상으로 운동이 부족할 경우 증상은 낫지 않고 오래가게 됩니다. 이런 경우 진맥을 보면, 위胃의 맥脈이 매우 약합니다. 이는 위장의 운동 기능이 저하되어 있음을 의미합니다. 시작은 항히스타민제, 진통제, 항생제의 남용으로 역류성 식도염이 유발된 것이지만 장기적인 제산제의 복용으로 위 자체의 소화 기능 특히, 운동기능이 더욱 저하된 결과입니다.

 제산제는 위산이 과도하게 분비된 경우에는 매우 효과적인 약입니다. 하지만 너무 자주 혹은 오랜 복용은 위의 정상적인 산도 자체를 낮추어 섭취한 단단한 음식을 부드러운 죽의 형태로 만드는 위 자체의 고유 기능을 손상할 가능성을 높이게 됩니다. 따라서 제산제는 속 쓰림 증상이 매우 심하여 생활에 지장이 있을 정도로 심한 경우에만 복용하는 것이 좋습니다. 좀 견딜만하다면 양배추즙이나 마즙을 먹는 편이 낫습니다. 하지만, 양배추즙이나 마즙을 남용하는 것도 좋지 않습니다.

 오랜 기간 명치와 아랫배가 늘 더부룩하다면 맥주와 같이 차가운 성질의 음료를 마시면 속이 더부룩해져 견디기 힘들기도 합니다. 이럴 땐 종일 헛배가 부르고 위통 胃痛 이 나타나고 밥을 먹으면 좀 낫다가 한 시간 정도 지나면 다시 심해지기를 반복하게 됩니다. 수시로 위장약을 복용하지 않으면 식사를 전혀 할 수 없는 상황이 나타나기도 하는데 이는 위 운동 기능이 떨어져 적체가 유발되었기 때문입니다.

 위궤양과 위산 과다가 심하다면 제산제만 여러 가지를 복용할 수도 있습니다. 처음엔 가볍게 한두 알 정도로 시작하나 점차 제산제에 대한 의존도가 높아져 먹는 약물의 개수와 용량이 점점 늘어나게 되는 것입니다. 결국, 속 쓰림으로 인한 위통이 수시로 나타나고 나중엔 제산제 복용으로도 반응하지 않기도 합니다. 이런 상태가 위장병 환자 중 가장 고치기 어려운 상황입니다. 여기에 속이 쓰려 새벽 2시에서 3시 혹은 취침 후 2시간 정도 지난 후 여지없이 속이 아파 잠에서 깬다면 만성 피로로 이어져 치료가 더 어려워지게 됩니다. 심한 경우 위출혈로 인해 토혈吐血하기도 하고 활동기 위궤양의 전형적인 내시경 소견인 백태가 심하게 나타나 수술을 권유받기도 합니다. 위암만 수술받는 것이 아니고 위궤양도 심하면 수술 대상이 될 수 있는 것입니다. 위궤양이 나아지면 위통이 줄어들고 점차 제산제 먹는 빈도도 줄어듭니다. 육류나 신맛이 나는 음식을 섭취하면 위통이 더욱 심해지지만 과도하게 섭취하지 않으면 괜찮을 수도 있으니 절제가 필요합니다.

7 살이 빠지면서 목에 걸린 느낌과 더불어 목이 잘 쉬는 증상의 관계

역류성 식도염이 진행되면서 살이 계속 빠지는 경향이 많은데 심한 경우 10kg가량 빠지기도 합니다. 살이 빠지는 이유는 식사량이 줄어서이기도 하지만, 위 운동 기능이 약하고 먹은 음식물의 영양성분이 제대로 흡수되지 않기 때문입니다.

살이 빠지면 항시 어지러움을 호소하기도 하고, 명치가 답답하고, 소화도 안 되고, 잠도 잘 안 오는데 진맥을 보면 맥이 떠 있고 빠른 경향을 보입니다. 몸에 염증이 있을 때 자주 나타나는 맥입니다. 위 운동 기능은 신경을 많이 쓰면 더 저하됩니다. 항상 속이 더부룩하고, 헛구역질이 나며, 목에 이물감이 있는 경우 식도 괄약근이 열려있게 되고 이곳을 통해 위 내용물이 쉽게 역류하는 환경이 조성됩니다.

목 이물감은 한의학에서 매핵기梅核氣의 증상과 유사합니다. 매핵기는 소화기 증상으로 분류되어 있지는 않고 스트레스를 지칭하는 '칠정'이 원인이 되는 일종의 신경 정신 질환인데, 목에 뭔가 걸린 것 같으면서 뱉어도 뱉어지지 않고 삼켜도 삼켜지지 않는 증상을 보입니다. 여기서 칠정(七情: 喜怒憂思哀恐驚)이란 너무 기뻐하고, 화내고, 근심하고, 생각을 많이 하고, 슬퍼하고 두려워하고, 놀라는 인간의 정서를 뜻하며, '정서적 과잉 상태'라 정의할 수 있습니다.

식사 후 음식이 잘 안 내려가고 고개 숙이면 구토가 나오고, 목에 이물감이 있는 경우 오전보다는 저녁이나 야간에 증상이 심한 경우가 많습니다. 종일 목 이물감이 있는 경우도 위 기능이 개선되면 야간에만 증상이 남게 되는데, 위 운동 기능이 더 나아진다면 야간 이물감도 차차 사라지게 됩니다. 소화 기능이 전반적으로 좋아진다면 목 이물감도 서서히 사라지게 되므로 목 이물감 자체 개선에 대해 너무 조급하게 여기시면 치료에 도움이 되지 않습니다. 어지럼증은 위장 증상 개선과 동반되어 호전됩니다.

목 이물감 등의 자각 증상이 소실되고 다시 내시경 검사를 받아보면 괄약근이 열린 부분도 정상적인 범위로 좁아진 결과를 보기도 하는데 이는 괄약근의 탄력성이 회복되었다는 증거입니다.

취침 중 위산 역류가 되기도 합니다. 역류성 식도염 환자들이 식사 후 바로 누우면 안 되는 이유이기도 합니다. 야간에 목 이물감이 심하면 잠도 잘 안 오는 일이 많습니다. 그래서 운동도 저녁 식후가 좋습니다. 저녁 식사를(오후 5시나 6시처럼) 좀 일찍 하고, 식후엔 사과나 포도 같은 산酸이 많은 과일을 절제하시는 것도 야간 위산 역류를 줄이는데 좋습니다.

역류성 식도염으로 인해 이차적인 후두염이 발생하기도 합니다. 이 경우엔 목 이물감과 더불어 목이 잘 쉬고 따끔거리며 건조한 느낌이 자주 들게 됩니다. 이럴 때 목소리가 잘 잠기고 잘 쉬는 경우가 많습니다. 특히 노래 부르는 걸 좋아하는 경우 음이 잘 올라가지 않음을 경험하기도 합니다.

8 급체가 잦으면 만성 위염이나 역류성 식도염이 될 수 있다

위 속 음식이 소화 안 되는 경우 음식물의 분해가 늦음을 의미합니다. 위의 운동 기능이 떨어진 경우이기도 하고, 급체했을 때도 음식물은 정체됩니다. 체하지 않았는데도 소화 장애가 나타난다면 만성 위염이나 역류성 식도염일 확률이 높습니다. 현대인 대부분은 이런 질환에 노출돼 있습니다. 평소 소화에 불편을 못 느끼는 사람들조차 내시경 검사를 받으면 위나 식도에 미란성이든 표재성이든 염증 소견을 보이는 경우가 많습니다. 반대로 위내시경상 아무런 이상 소견이 없음에도 불구하고, 늘 소화가 안 될 수도 있는데, 이를 기능성 위장 장애라고 부릅니다.

위 속 음식이 분해 안 되는 경우 장의 운동도 생각해 볼 필요가 있습니다. 평소 변비가 있는 경우, 가스가 많이 찬 경우 혹은 평소 매일 화장실을 2회, 3회 이상 가고 변이 쉽게 묽어진다면 장내 숙변이

나 대변의 정체가 있기 때문입니다. 고속도로 통행 요금소의 정체를 떠올리면 쉽게 이해가 갈 것입니다. 요금소 부근이 정체되면 뒷부분의 길도 막히기 마련입니다. 요금소를 장이라 생각하고, 요금소 뒷부분을 위라고 생각하면 장에서 음식물 찌꺼기의 정체가 일어나면, 위 속의 음식물이 쉽게 내려가지 않고 소화되지 않습니다. 그러므로 장에서 소통이 잘 돼야 위 속이 쉽게 비워진다는 뜻입니다. 평소 화장실을 자주 가는데 장의 운동이 저하된다는 점은 언뜻 이해가 가지 않을 수도 있습니다. 이런 경우는 대개 대변의 초반이 묽게 나오다 뒷부분이 단단한 양상입니다. 이는 장내 가스가 적체되고 숙변이 있는 상황입니다. 이럴 때 장내 가스와 대변 소통을 위해 사하제(瀉下劑)를 자주 사용하는 건 금물입니다. 만성 설사 환자처럼 변이 물처럼 쏟아지면 약간은 해소된 느낌을 받을 수 있지만 묽은 변은 지나친 체액 손실로 이어져 어지럼증, 두통, 만성 피로에 시달릴 수 있기 때문입니다.

평소 소화 기능이 큰 이상이 없는데 과식 소화 불량으로 급체가 나타날 땐 2회 정도의 침 치료만 받아도 금세 해소됩니다. 침 치료를 통해 위 속 소화 효소의 분비와 운동이 향상되는데, 이때부터 음식물의 소화 분해가 신속하게 이루어집니다. 더 나아가 위 부위를 만져서 단단히 뭉친 부위를 말랑하게 만드는 효과 역시 침 치료로 기대할 수 있습니다. 다만, 일정 기간의 침 치료에도 불구하고 속이 아프고 답답하며 소화가 안 되는 증상이 오래간다면 급체의 단계는 이미 지나 만성 위염이나 역류성 식도염으로 발전한 것입니다. 이런 경우엔 적어도 2개월에서 3개월 정도의 꾸준한 치료가 필요합니다.

9 역류성 식도염은 갱년기에 더 심해져

　역류성 식도염은 폐와 기관지를 약하게 만들 수 있습니다. 역류성 식도염에 걸리게 되면 목 이물감이 심해지고 목소리가 잘 잠기고, 기침을 자주 하게 되며, 노래 부를 때 성량이 줄어들거나 음이 높이 올라가지 않는 일이 벌어지게 됩니다.
　역류성 식도염은 여러 폐 질환과의 상관관계가 있습니다. 평소 천식이나 만성 기침, 알레르기 비염, 축농증, 만성 기관지염 등을 가지고 있으면 역류성 식도염을 같이 앓는 경우가 많습니다. 이는 역류한 음식과 위산이 아주 적은 용량으로 계속 폐 기관지 쪽으로 넘어갈 가능성이 있음을 의미합니다. 이 같은 일이 가능한 이유는 평소 납작한 구조를 가진 식도에 위산 역류 물질이나 식도 운동성 저하로 넘어가지 못한 음식물들이 쌓여있으면 식도 입구 부위와 후두 부위의 경로가 개방될 확률이 높아지기 때문입니다. 게다가 역류성 식도염으로 인해 음식으로부터 양질의 영양분이 섭취가 잘 이루어지지 않으면 폐 기관지 면역력도 떨어져 호흡기 질환을 유발하거나 더 심하게 만들 수 있는 것입니다.
　역류성 식도염으로 인해 목 이물감을 호소하시는 경우 입과 혀가 마르는 느낌이 들기도 하며 입안의 화끈거림과 통증을 호소하기도 합니다. 갱년기엔 이 증상이 더 심하게 나타납니다. 갱년기엔 남녀 모두 호르몬이 부족해지며 한의학에서 호르몬은 진액의 일종이라 보고 있습니다. 진액은 우리가 생활을 영위하는 데 필요한 기초적인 영양물질을 말합니다. 단백질을 비롯한 음식에서 보충할 수 있으나 나이가 들수록 그 양이 자연스레 줄어들게 됩니다. 나이가 들면 피부가 위축되고 근력이 떨어지는 것이 바로 진액이 부족해진 결과입니다.

입과 혀가 자주 마르는 사람의 혀 상태를 보면 혀 중앙 부분이 갈라져 있는 경우가 많습니다. 이는 위장의 염증으로 인한 열이 위로 올라와 나타나는 현상입니다. 목 이물감과 목소리 잠김을 호소하는 거의 모든 환자에게 입안이 마르는 증상이 나타나므로, 이들 증상을 치료하기 위해선 진액을 보충해 줄 필요가 있습니다. 진액은 소화기가 튼튼해지면 자연스럽게 보강됩니다.

10 맥박이 간혹 안 뛰어요

심장은 하루 24시간 그리고 평생 뛰어야 합니다. 때로는 느리게 때로는 빠르게 말입니다. 하지만 심장의 리듬은 규칙적이어야 합니다.

심장 리듬이 불규칙한 경우를 부정맥이라 합니다. 부정맥에서 가장 흔하게 보이는 증상은 맥박이 뛰다가 한번씩(맥박이 5회 혹은 10회 정도 뛸 때마다 1번씩 쉼) 거르는 것입니다. 증상에 둔감하면 별다른 이상을 느끼지 못하는 경우가 많지만, 예민하신 경우에는 심장이 멈추고 숨이 잠깐 멎는 듯한 느낌을 받기도 합니다. 심전도에 약간의 이상이 나타나거나 정상인 경우도 많습니다. 맥박이 한번씩 건너뛰기 시작하면 10년 이상 이어지기도 합니다.

부정맥 증상은 이외에도 여러 가지가 있습니다. 가슴이 너무 두근거리거나, 저혈압, 협심증, 피로감, 불안 등이 심하면 실신 등의 증상이 나타날 수 있습니다. 이 중 협심증은 가슴이 답답하거나 무거운 물체가 올려져 있는 기분 등을 느낄 수 있습니다. 부정맥 증상을 유발하는 원인으로는 갑자기 놀라는 등 급격한 감정의 변화, 술과 담배, 커피를 지나치게 하는 경우, 과도한 운동 등이 있습니다. 이외의 자율 신경의 균형이 깨진 경우는 교감 신경과 부교감 신경의 조화가 무너진 경우라 할 수 있습니다. 그리고 아무런 이유 없이 부정맥이 나타나기도 합니다.

심장이 순간적으로 매우 빠르고 불규칙하게 뛰는 심방세동도 부정맥의 하나입니다. 심방세동이 지속되면 혈액 순환이 잘 안 되어 혈전을 유발할 수 있습니다. 이 혈전은 중풍의 치명적인 원인이 될 수 있습니다.

심장 박동이 한번씩 쉬고, 가슴이 너무 두근거리게 되면 종국에 혈액 순환을 방해합니다. 그러면 머리가 어지럽고 불안하고 어지럼증이 유발되는 과정이 순차적으로 나타납니다. 이처럼 부정맥 증상들은 모두 연결되어 나타나는 특징이 있습니다.

부정맥이 있으면 심장 자체에 혈액을 공급하는 관상 동맥의 흐름이 나빠질 수 있는데 이는 말초 순환 저하로 이어져 팔다리 저림증과 두통, 현기증이 함께 나타날 수도 있습니다. 이럴 때는 감국甘菊이라 불리는 국화를 꾸준히 차로 끓여 드시면 좋습니다.

부정맥 증상이 좋아지려면 우선 심신을 안정시켜야 합니다. 육체적으로 덜 힘들고 마음이 편해야 합니다. 술, 담배, 커피 모두 절제할 필요가 있습니다. 위험한 순서로는 담배, 커피, 술이 되겠죠. 운동도 자신의 체력에 맞게끔 적당히 하셔야 합니다. 너무 덥거나 추울 때 과도한 운동은 심장에 부담을 줄 수밖에 없습니다. 한의학에서는 마음을 편하게 하려면 심장을 튼튼히 하는 약재로 온몸 구석구석 혈액이 충만히 공급함과 동시에 체력을 개선하고 피로감을 사라지게 만듭니다. 나중엔 심장 리듬이 안정되는 효과도 나타나게 됩니다.

11 부정맥과 갱년기

　날씨가 추워지기 시작하면 심장을 조심해야 합니다. 심장이 조심해야 할 3가지가 있습니다. 외부의 추운 날씨, 과로와 정신 피로 그리고 몸의 진액 손실 등입니다. 진액은 갱년기에 줄어든다고 말씀드렸는데 갱년기 진액 부족 현상은 심장을 약하게 만드는 주된 이유입니다. 몸의 진액 손실은 평소 땀을 지나치게 흘릴 정도로 과도한 운동이나 노동 그리고 여름철 더위 등이 원인이 될 수 있습니다. 진액이 부족하면 체력 저하는 물론 심장이 팔딱거리기 쉽습니다. 가문 하천 바닥의 물고기처럼 말이죠.
　부정맥 또한 이들이 원인이 될 수 있습니다. 부정맥은 심장의 리듬이 불규칙한 증상을 말합니다. 부정맥이 발생하는 이유는 심장의 전기적 신호에 어떤 문제가 생겼음을 의미합니다. 신호 전달이 불규칙하므로 심장 리듬도 불규칙하게 되는 것입니다.

　추운 날씨는 온몸의 근육을 수축시킵니다. 심장도 우리의 의지와 상관없이 수축과 이완을 반복하는 근육입니다. 이를 불수의근이라 부릅니다. 심장 근육의 과도한 수축은 관상 동맥의 원활한 소통을 방해하게 됩니다. 과로와 정신 피로는 심장의 기능적 이상을 초래하기 쉽습니다. 심장이 수시로 빨라졌다가 안정되는 변화가 급박해질 수 있습니다. 이들 3가지 인자는 심장의 정상적인 박동을 방해하게 되고 결국, 부정맥으로 이어지게 만듭니다.

　부정맥은 갑자기 심장이 멈추는 것 같은 느낌을 스스로 받거나 심장이 갑자기 쿵 내려앉는 느낌을 받을 때 의심이 됩니다. 부정맥이 의심되는 또 다른 증상으로는 가슴 통증과 답답함, 심장 두근거림, 불면증, 어지럼증, 수족 냉증 등이 있습니다. 이런 증상이 어쩌다 말면 신경이 쓰이지 않지만, 증상이 계속되면 심장에 대한 정밀 진단을 받게 됩니다. 협심증이나 심방세동 등 특정 질환에 대해 진단을 받거나 아니면 부정맥으로 진단을 받을 수도 있습니다. 아무런 이상이 없을 수도 있습니다. 증상이 가볍다면 약간의 처방이나 혹은 아무런 조치가 없는 경우도 많습니다. 그런데 부정맥은 물론 증상이 호전되지 않는 경우가 대부분입니다. 이런 경우 부정맥과 동반되는 증상의 치료는 어떻게 해야 할까요? 우선 생활 습관에 변화가 필요합니다. 술, 담배, 커피를 줄이거나 안 하시는 게 좋고 가벼운 걷기를 생활화하시고 기름진 고기를 피하고 녹황색 채소를 자주 드시는 것이 좋습니다.

　우선 여러 증상 중 가장 흔하게 나타나는 가슴 통증의 양상을 먼저 파악해야 합니다. 주로 가슴 정중앙이 아픈 경우는 심장 자체에 문제가 있는 경우도 많습니다. 좌측이나 우측으로 아픈 경우는 역류성 식도염, 신경성 근육통인 경우가 많습니다. 왼쪽 가슴이 아프다고 무조건 심장이 안 좋은 건 아닙니다. 통증이 심해지면 주변으로 퍼져나가는데 심장이 좋지 않다면 통증이 팔로 뻗치고 역류성 식도염 등이 같이 아픈 특징이 있습니다. 그런데 증상만으론 심장병과 역류성 식도염을 완벽하게 구분하기는 쉽지 않습니다. 왜냐하면 심장이 약한 사람은 위장도 약한 경우가 많기 때문입니다. 그래서 심장과 위장을 일단 같이 치료하는 것이 부정맥과 관련 증상을 치료하는 큰 원칙이라고 할 수 있습니다.

12 화병과 부정맥

화병火病은 우리나라에만 있는 용어입니다. 사람이 오래전에 혹은 오랫동안 계속 스트레스를 받은 후 가슴에 뭔가 응어리가 찬 것처럼 답답한 것이 화병 증상입니다. 화병이란 단어엔 '불 화火'자가 들어가 있습니다. 한의학에선 화병의 원인을 심장에 화가 있다고 봅니다. 심장에 화가 많으면 작은 일에 잘 놀랍니다. 방에 가만있는데 누군가가 노크도 안 하고 불쑥 들어왔을 때 화들짝 놀라는 것처럼 말이죠. 잘 놀라면 가슴이 두근거리게 되는데 심하면 특별히 놀랄 일도 없는데 심장이 빨리 뛰기도 합니다. 이런 연유로 부정맥이 생기기도 하고 협심증이 생길 수도 있습니다. 심각한 경우엔 심근 경색이 나타날 수도 있습니다.

운동을 게을리하고 기름진 고기를 자주 섭취하게 되면 심장 질환을 일으킬 확률이 높아지고 옷을 얇게 입어 보온에 신경 쓰지 않으면 심장에 부담이 생깁니다. 이럴 땐 위장도 약해져 소화 불량이 나타날 수 있습니다.

화병 증상이 계속되면 몸이 항상 무겁고 근육도 잘 뭉쳐 목덜미와 어깨가 항상 뻐근하게 되고 몸이 전반적으로 까라지는 느낌을 자주 받게 됩니다. 조금만 걸어도 숨이 차며 불안함은 여전합니다.

화병 증상과 부정맥이 나타나는 등 심장이 약한 상황을 치료하려면 가슴에 뭉친 응어리를 해소해야 합니다. 이것을 한의학에선 담痰이라 부릅니다. 노폐물이기도 한데, 위장이 약한 경우 더 많이 생성됩니다. 담은 화를 유발하는 특징이 있습니다. 담이 많으면 가슴 두근거림이 많이 나타나게 됩니다. 담으로 유발된 화를 제거하는 것이 화병 치료법입니다.

13 상열하한 上熱下寒, 갱년기 열감과 불면증의 원인

사람의 체온은 36.5°C로 균일하지만 국소적으로는 다른 온도 분포를 보이게 됩니다. 아랫배와 손발이 차가운 경우 35°C의 분포를 보이기도 하지만 온도상 큰 편차는 없습니다. 얼굴에 열감을 느끼고 피부가 뜨끈한 느낌을 받을지라도 체온계 자체의 큰 변화는 없습니다. 우리 몸의 여러 증상이나 신체 컨디션이 떨어진다고 느낄 때 나타나는 열의 분포는 상열하한上熱下寒의 양상으로 나타나게 됩니다. 상체로는 열감이 나타나는데 복부나 발은 차가운 느낌을 받아 등이나 목덜미 그리고 얼굴에서 땀이 수시로 흐르는데 발은 차가워 심한 경우 주무실 때도 양말을 신어야 하는 일이 벌어질 수 있습니다.

상열하한은 갱년기 남녀에 나타나는 대표적인 증상입니다. 이 자체가 병이라 볼 수는 없으나 신체의 다양한 증상과 직간접적으로 연관이 되어 있습니다. 특정 질병이나 증상을 치료할 때 상열하한을 치료하면 좋아지는 것이 그 이유입니다.

상열하한은 갱년기 열감이나 홍조 그리고 불면증 심지어 불안증이나 공황 장애와도 연결될 수 있습니다. 원인은 몸의 영양물질의 부족과 가슴에 몰린 열입니다. 열은 내부 장기 어디에나 발생할 수 있는데 가슴이 바로 만남의 광장이 되는 것입니다. 우리 몸의 다양하게 발생한 열이 일단 가슴이 모이게 되는 것입니다. 그랬다가 수용 용량을 넘어설 때 얼굴로 몰리는 것입니다.

가슴의 열을 풀어 흩트리면 상열감은 사라지게 되는데 갈 곳 없는 열은 그대로 버리는 것이 아니라 배꼽 아래로 끌고 내려와야 합니다. 인체의 원기가 충만하게 쌓여야 하는 부위인데 여기가 차가워지면 가슴의 열을 제어하지도 못하고 온몸의 장기, 근육 등이 운동하는 기초적인 에너지 부족 사태가 벌어지게 됩니다.

가슴에 몰린 열은 심장의 기능적 저하를 유발하는데 그 결과 불안증, 불면증, 공황 장애가 나타나는 것입니다. 가슴에 몰린 열을 해결하는 것이 상열하한의 치료입니다.

　상열하한은 일상적이지 않은 땀의 배출을 늘립니다. 땀이 나는 부위는 두피, 목덜미, 가슴 등입니다. 여름철 같은 경우에는 원래 날씨가 더운 데다 땀도 더 많이 흐르니 오전부터 찜찜한 기분이 듭니다. 아침에도 여러 번 머리를 감아야 할 때도 있고 옷을 자주 갈아입어야 할 수도 있습니다. 이때는 피부를 튼튼하게 하여 지나친 땀의 배출로 인한 진액 손실을 막아야 하는데 이럴 때 좋은 것이 토란입니다. 토란은 국으로 많이 끓여 드시는데 위장의 소통을 원활히 하고 몸의 신진대사를 촉진합니다. 토란 잎은 설사를 멈추는 효과가 있고 임산부가 가슴이 답답할 때 이를 풀어줍니다.

　상열증과 불면증 해소엔 백회百會혈을 지압하시면 좋습니다. 백회는 정수리에 있는 경혈로 양쪽 귀의 꼭대기를 연결한 선과 머리를 중앙으로 가로지르는 선의 교차점입니다.

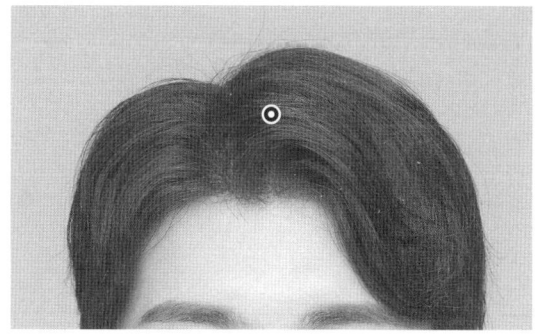

백회혈

14 건강 염려증

 건강에 관심을 가지고 몸에 나타나는 증상의 변화를 잘 관찰하는 것은 큰 병을 조기에 예방하는 데 좋은 습관입니다. 치료자가 검사나 진찰을 통해 어떤 병에 걸렸는지 판단하기 전에 몸의 주인인 당사자가 문제를 확인하는 것이 더 빠른 건 사실입니다. 하지만 뭐든지 지나치면 좋지 않겠죠? 대개 건강에 대한 정보를 대부분 인터넷에서 얻을 것입니다. 기존에 올라온 정보를 검색하기도 하고 지식 전문가라고 인터넷상에서 불리는 인물들에게 질문하기도 할 것입니다. 하지만, 그들도 아무리 전문가라도 자세한 문진 과정을 거치지 않고선 정확한 답을 드릴 수 없으니 의학적으로 참조만 하라는 뉘앙스로 대답합니다.

 바로 여기에 건강 염려증 환자들의 특징을 유추할 수 있습니다. 자신의 몸 어딘가 불편하고 이상이 있음을 인지하지만, 직접 병원에 찾아가는 걸 꺼리는 경우가 있다는 것입니다. 그리고 자기가 모은 지식의 조각들을 끼워 맞춰 자신의 병명을 만들어내고 스스로 그 병에 걸린 환자로 만들어간다는 점입니다.

 건강 염려증이 있다면 처음부터 병원 방문을 꺼리고 인터넷에서 맴도는 것은 아닙니다. 어떤 증상이 나타난 초기엔 동네 가까운 병원을 방문합니다. 여기서 큰 병이 아니다 혹은 잘 모르겠다는 말을 들으면 2차 병원 나중엔 3차 병원인 종합 병원까지 가게 됩니다. 큰 병원에서 그냥 집에 가라고 하지는 않을 것이고 여기까지 왔으니 검사를 통해 확인하고자 할 것입니다. 검사에 문제가 있으면 특정 질병의 환자로 등록이 되겠지만 이상이 없다면 진료의는 귀가하시라 할 것입니다. 이때 잠깐 마음이 편해집니다. 증상 생각도 사라지고 정말 다행이라는 생각을 합니다. 하지만 병원 입구를 나선 지 얼마 되지 않아 새로운 증상에 대한 걱정이 늘어나기 시작합니다. 그리고 검사 결과는 제대로 된 것이 맞을까 하는 의구심이 들기도 하죠. 그래서 다른 종합 병원을 방문하여 다시 검사를 받습니다.

건강 염려증은 이렇게 행동하도록 뇌가 설계된 것입니다. 강박증의 일종입니다. 그렇게 하지 않고는 마음의 위안을 얻을 수 없는 상황에 빠진 것입니다. 건강 염려증은 자신의 증상에 대한 확대 해석이 문제입니다. 생각이 너무 많은 것이 문제인데 생각이 너무 많아지면 위장병에 잘 걸립니다. 이는 역류성 식도염 환자 중에 건강 염려증이 많은 이유이기도 합니다.

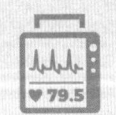

chapter 02

생활에 불편을 주는
다양한 증상과 치료

1. 역류성 식도염, 나이에 따른 증상과 치료

정말 많은 환자가 불편을 겪는 질환이 바로 역류성 식도염입니다. 환자가 많은 이유는 전 연령에 걸쳐 환자가 있고, 식도염은 잘 낫지 않고 재발하는 특징이 있기 때문입니다. 역류성 식도염은 대부분 내시경 검사를 통해 진단을 받게 됩니다. 위에 가벼운 발적(붉은 기운)이나 부은 거 빼곤 특별한 이상이 없는 경우가 많습니다. 이럴 때 역시 증상을 보고 역류성 식도염 진단을 받게 됩니다. 역류성 식도염은 목 이물감, 명치 통증 등이 가장 대표적인 증상이지만, 나이에 따라 증상이 나타나는 양상이 조금씩 다른 편입니다. 그럼 나이에 따른 역류성 식도염 증상에 대해 알아보겠습니다.

10대와 20대

10대에선 역류성 식도염 증상이 아주 구체적이고 명확하게 나타나지는 않습니다. 이는 나이가 어릴수록 두드러집니다. 10대에선 '아프다'라는 표현을 두루뭉술하게 사용합니다. 초등학교 3학년 이하 아이들은 소화가 안 되고 배가 더부룩하고 입맛이 없는 모든 상황을 '배가 아파요'라고 말하는 경우가 많습니다. 목 이물감이 있다면 목이 아프다고 말합니다. 이는 나이가 어려 표현하는 어휘력이 부족하므로 나타나는 현상입니다. 이 시기의 아이들은 단맛에 대한 절제가 중요합니다. 빵이나 아이스크림 등 단맛이 나는 것을 좋아하는 나이이기 때문에 자기 절제력이 부족하므로 보호자의 도움이 필요합니다. 잘 치료되려면 말이죠.

20대는 목 이물감, 가래, 기침 등의 목 증상보다는 명치 통증, 소화 불량 등의 증상이 더 두드러지는 경향을 보입니다. 20대에 갑자기 위장이 나빠졌다기보다는 10대 때부터 위장이 안 좋은 경우가 많습니다. 또래 친구들이 좋아하는 파스타나 분식, 달콤한 디저트 등 밀가루 음식을 자주 먹게 되면서 증상이 더 심해지는 경우가 많습니다. 남자는 군 복무 시절 규칙적인 식사와 훈련으로 건강을 유지하다가 제대 후 불규칙한 식습관 및 복학, 취업 준비 등으로 스트레스를 받고 역류성 식도염 증상을 호소하는 경우가 많습니다.

30대와 40대

30대의 특징은 20대보다 목 이물감이나 가래, 기침 등의 목 증상이 소화 불량과 명치 통증만큼이나 심해지게 됩니다. 20대에 취업을 준비하면서 스트레스를 받지만 30대가 되면 사회생활을 시작한 지 얼마 되지 않아서 적응하는 과정에서 받는 스트레스와 결혼과 임신, 출산 등으로 몸의 균형이 무너지는 경우가 많습니다. 젊은 나이이므로 제산제 복용에도 반응이 좋고 증상이 나빠졌다가도 금세 좋아지는 모습을 보입니다. 하지만 직장생활과 가정생활을 병행하여 육체적 피로가 많이 쌓인 경우엔 증상이 오래갑니다. 이런 경우 난임難姙 환자가 많은 편입니다. 임신이 목적인 치료가 아닌 역류성 식도염이 주된 목적일지라도 치료하는 과정 중 자연스레 임신에 성공하는 경우가 많습니다. 인체의 균형이 제자리를 찾아 나타나는 부수적인 결과라 할 수 있습니다.

40대가 되면 일단 30대하고 몸이 달라집니다. 조금 과식했다 싶으면 바로 살이 되고 체중이 잘 늘어납니다. 30대였을 때보다 몸의 대사 기능이 현저히 떨어지게 됩니다. 피부도 전반적으로 건조하고 푸석푸석해지는 경향이 많은데, 햇볕이나 기타 자극에 민감한 피부로 변화하는 모습도 보입니다. 이런 상황은 몸의 진액이 점점 부족해지는 양상을 반영하는 것인데, 진액 부족 증상이 심하면 심할수록 목소리가 잘 잠기는 증상이 나타나고 수시로 피곤해집니다. 갱년기가 일찍 찾아온 상황이라 할 수 있습니다.

50대와 60대

50대와 60대는 자기 관리에 따라 노화의 모습이 상대적으로 다르게 나타납니다. 60대인데도 50대처럼 보이는 경우가 있고, 반대로 50대인데 60대처럼 보이는 경우가 있습니다. 이 연령대는 전형적인 갱년기입니다. 여성의 경우 폐경이라는 큰 사건을 겪게 됩니다. 폐경 직후엔 얼굴이 후끈 달아오르고 식은땀이 수시로 납니다. 이 증상은 폐경 직후 여성만큼은 아닐지라도 남성이나 폐경기보다 나이가 많은 여성에게도 상체 열감 위주로 증상이 나타나게 됩니다. 앞서 40대 증상에서 밝힌 바와 같이 진액 부족 현상이 점점 심해지고 있음을 보여주는 증거입니다. 진액 부족은 열이 위로 뜨는 증상이 나타나기 때문에 입안이 항상 마르고 건조한 양상을 보이는데, 위장의 열까지 겹쳐서 심해진다면 설태舌苔가 없고, 혀 가운데가 갈라지는 모습이 나타나기도 합니다.

몸의 진액을 보강하는 데 좋은 것은 '마'입니다. 특히 혀 가운데가 갈라져 매운 음식을 입에 대기도 힘들던 분에게 마를 2년에서 3년 동안 장복시켰더니 혀가 메워진 걸 본 적도 있습니다. 다만, 소화가 너무 안 되면 마를 먹고 속이 더 더부룩해질 수 있으므로 소화력이 떨어진다면 이를 먼저 회복한 후 드셔야 합니다.

70대 이상

일단 노년기에 해당합니다. 이때는 '정정하시네요'라는 말을 들으면 기분이 좋아지게 됩니다. 이 나이 때도 직업적으로 왕성한 활동을 하기도 하고, 은퇴 후 집에서 쉬기도 합니다. 보통 젊었을 때부터 성격이 예민한 분은 이 나이에도 그게 바뀌지 않습니다. 그리고 건강은 문제없다고 말씀하시기도 합니다. 건강은 절대로 자신하거나 자만하는 게 아닙니다. 비슷한 연령대 분과 비교하여 조금 더 건강하다는 의미이지, 젊은이만큼 체력이 좋고 혈기가 왕성하지는 않습니다. 기본적으로 순환이 많이 떨어진 상태이고, 소화가 잘 된다고 하여도 위장의 운동 기능이 많이 떨어진 상태입니다. 부드러운 음식을 자주 드시거나 섭취한 음식물을 오래 씹고 식도로 넘기는 식습관을 가지는 것이 좋습니다. 그리고 항상 여름을 조심해야 합니다. 이미 빠른 경우 40대부터 진액이 부족해지므로 여름에 땀을 통해 진액이 더 고갈되면 심장에 무리가 갑니다. 무리가 간 심장은 결국 추운 겨울에 문제를 일으키는 경우가 많습니다. 여름철 체력이 떨어지지 않도록 하시고 그래도 피로가 많다면 이를 보강하는 조치를 반드시 받으시는 것이 좋습니다. 평소 가슴이 답답하고 자주 어지럼증을 느끼신다면 위장으로부터 영양 흡수가 원활치 않고 이 영양분이 머리로 잘 공급되지 않는 상황임을 잊지 말아야 합니다.

역류성 식도염 치료

역류성 식도염 진단을 받으면 위산 역류라는 상황만을 가정하여 산 분비 억제제(제산제) 처방을 일률적으로 받는 편입니다. 하지만, 위산 분비가 현저하고 위산 혹은 담즙산이 역류하는 상황이 확실한 경우엔 효과적이지만, 오래 복용하면 오히려 소화 기능이 더 떨어지는 문제가 나타나기도 합니다. 이런 문제가 생기는 이유는 역류성 식도염을 영어로 바꿔보면 더 잘 이해할 수 있습니다. 영어론 'Reflux esophagitis'입니다. 여기서 'Reflux'는 단순히 역류라고만 해석하기엔 무리가 있습니다. 원래 뜻은 환류라 할 수 있습니다. 즉, 위산이나 담즙산이 위에서 식도로 역류만 되는 게 아니라 다시 식도에서 위 방향으로 흘러 내려올 수 있다는 얘기입니다. 위장의 운동 기능은 항상 위에서 아래로 내려가는 방향성을 가지고 있는데 위장 운동이 정상인 상황에선 산 분비를 억제하는 치료로는 효과가 잘 나지 않게 됩니다. 그래서 역류성 식도염 환자는 본인의 컨디션에 따라 증상이 천편일률적이지 않고, 어떤 날은 심하고 또 어떤 날은 증상이 약하거나 없는 경우가 나타나게 되는 것입니다. 어차피 헐거워진 위 식도 괄약근을 약물로 좁아지게 만드는 치료가 아니라면 차라리 위장 본연의 아래로 내려가는 운동을 활성화할 필요가 있다는 얘기입니다. 이 같은 목적에 부합하는 치료는 한의학에서 찾을 수 있습니다. 한의학적으로 역류성 식도염을 치료할 땐 단순히 증상의 일시적인 억제만을 위한 치료가 아니라 위장 본연의 기능이 활성화하는 방향으로 치료를 합니다. 그래야 잘 낫고 재발을 억제할 수 있습니다.

2 눈 침침 증상의 간편 조치

  가을에 접어들기 시작하면 바람이 많이 불기 시작하면서 여름 동안의 습한 기운이 걷히고 건조한 날씨가 이어지게 됩니다. 눈의 점막이 바람에 많이 노출되면 점막 표면이 마르고 뻑뻑한 느낌이 드는데 이때 침침한 증상이 나타납니다. 건조가 심하면 눈물 분비량이 늘어나는 건 우리 몸이 스스로 균형을 잡아가고자 하기 위한 작동이라 볼 수 있고, 기후에 관련된 건 외적인 원인입니다. 그리고 우리 몸 내부의 원인으로 눈이 침침할 수 있습니다. 먼저 가슴과 위장에 맺힌 열이 상승하는 경우인데 부정맥이나 역류성 식도염 환자에게 많이 볼 수 있는 원인입니다. 그리고 갱년기 이후나 수면 시간 부족으로 몸의 진액이 고갈되면 그 자체만으로 눈이 침침해질 수 있습니다.

  원인을 제대로 해결해야 눈 침침 증상은 해결이 될 것입니다. 하지만 가정이나 직장에서 급할 때 당장 할 수 있는 조치도 있으니 알려드리겠습니다. 침 시술을 해보면 눈과 관련된 질환이 효과가 빠른 경우가 많습니다. 눈이 침침한 경우 이 지압법을 활용하는 것이 좋습니다. 먼저 눈 안쪽과 콧날이 시작되는 부분을 꼭 눌러줍니다. 꾹꾹 자주 누르는 것이 아니라 2초에서 3초 정도 지그시 눌렀다 떼는 것이 좋습니다. 지압 자체로 묵직한 통증이 나타날 수도 있는데 개의치 말고 시행하시면 됩니다. 적절한 자극이 있어야 효과도 더 클 것입니다. 다음으로 눈썹의 안쪽 중간 그리고 바깥쪽을 차례로 눌러줍니다. 그다음으로는 관자놀이 부근을 꼭 눌러줍니다. 이 부위는 신경을 많이 쓰는 젊은 남녀에게 통증이 많이 유발되는 부위입니다. 마지막으로 눈의 가운데에서 쭉 내려오다 안구가 들어있는 공간의 하단 뼈와 만나는 지점이 있는데 여기를 꼭 눌러줍니다. 여기가 제일 아픈 부위일 것입니다. 하지만 너무 센 자극을 하지 않는 게 좋습니다. 이런 순서로 지압을 3차례 정도 반복하면 눈이 더 맑아짐을 경험할 수 있습니다.

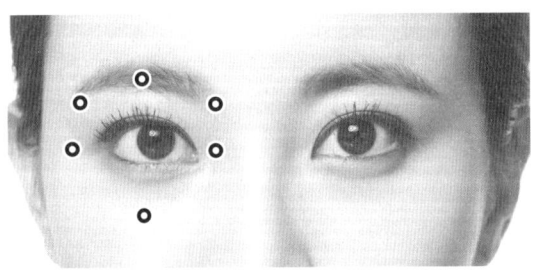

눈 지압 혈

가정에선 결명자차를 끓여 드시면 좋습니다. 결명자는 결명초決明草의 씨를 건조한 것입니다. 간肝의 열을 내려 눈을 맑게 하는 효능이 있습니다. 평소 눈 충혈과 눈물이 자주 나는 경우 복용하면 좋은데 성질이 차기 때문에 변비가 있는 경우엔 좋지만, 대변이 묽은 사람은 설사를 할 수 있으니 주의해야 합니다.

눈을 밝히는 약재로는 구기자枸杞子 또한 좋습니다. 구기자는 구기자나무의 열매를 건조한 것인데, 간을 보호하고 콜레스테롤 수치를 낮추는 데 도움을 줍니다. 평소 눈이 건조하고 껄끄러운 느낌이 날 때 율무와 구기자로 밥을 지어 먹으면 좋습니다.

당뇨가 있는 분 중에 혈당 강하를 위한 보조 식품으로 뽕잎차를 즐겨 드시는 경우가 있습니다. 뽕잎은 한약명으로 상엽桑葉이라 부르는데, 눈이 침침하고 껄끄러운 증상을 해소해 줍니다. 당뇨의 합병증 중 하나인 당뇨 망막 병증 역시 눈의 혈액 흐름에 지장이 생겨 유발된 질환이며 시력 저하가 특징적인 증상입니다. 뽕잎은 눈에도 좋고 혈당의 안정적 관리에 도움을 주고 눈의 혈액 순환을 촉진하여 눈 합병증 예방에 도움을 줍니다. 한 가지 주의할 점이 있어 알려드립니다. 눈을 밝게 한다는 얘기를 듣고 잉어 쓸개 등 생선 쓸개를 드시는 경우가 있습니다. 하지만 생선 쓸개를 많이 드시면 간 손상을 유발할 수도 있으니 주의하시기 바랍니다.

눈이 침침하면서 열감이 나타날 때도 있습니다. 아침 기온이 많이 내려가 제법 쌀쌀해지고 찬바람이 불기 시작하면 눈이 건조해집니다. 바람을 직접 쐬면 눈물이 나기도 합니다. 이때 눈에 열감이 나타나기도 합니다. 외부 기온의 강하나 바람 등 외적인 요인으로 눈에 열감을 호소하기도 하며 꽃가루나 반려동물의 털, 복숭아 껍질의 털 등 알레르기 유발 물질에 의해 결막염이 유발된 경우에도 눈에 열감이 나타날 수 있습니다. 여름철 유행성 눈병에 걸려도 눈에 열감이 나타날 수 있는 등 눈의 열감은 이렇게 외적인 요인 말고도 몸 내부의 요인으로도 유발될 수 있습니다. 주로 가슴과 복부의 열이 얼굴로 올라가 눈에 열을 만들죠. 얼굴에선 입안 온도가 가장 높은데 눈에 열이 몰리면 입안과 비슷한 온도를 보입니다.

반면 눈의 온도가 낮을 때도 있습니다. 이런 경우는 얼굴 전체의 온도가 낮아지게 됩니다. 얼굴 피부 근육이 많이 굳어있는 경우가 많고 심한 경우 얼굴 감각이 둔하거나 느낌이 잘 나지 않기도 합니다. 음식을 섭취할 때 한쪽 어금니로만 씹는다면 그 반대편의 얼굴 근육이 굳어지는 경우가 많습니다. 그러면 입을 벌리거나 말을 할 때 심각한 안면 비대칭으로 이어집니다. 안면 비대칭은 구안와사口眼喎斜라는 말초성 안면 신경 마비의 결과로 자주 나타나는데 얼굴에 열이 너무 부족한 경우에도 나타납니다.

다시 눈의 열 얘기를 해보겠습니다. 복부의 열은 위장 질환과 염증의 결과로 나타나고, 가슴의 열은 우울증, 화병, 공황 장애 등의 정신 신경학적 문제 그리고 폐와 기관지의 염증의 문제 그리고 다수의 심장 부정맥이나 관상 동맥 질환이 있는 경우 유발됩니다. 열이란 상승하는 특징이 있으므로 가슴과 복부의 열이 눈의 열감을 만드는 것입니다. 따라서 눈의 열감 치료는 먼저 외적인 원인을 회피하는 수단을 통해 해소해야 합니다. 안경이나 선글라스를 착용하고 따뜻한 국화차의 증기를 눈에 쐬면 도움이 됩니다. 내적인 원인은 가슴과 복부의 열을 유발하는 원인 질환을 제거하는 것으로 치료하면 됩니다. 이럴 때 섭취하면 좋은 음식으로는 전복과 꽃게입니다. 전복 껍데기는 석결명石決明이라 하여 가루로 내어 약으로 쓰기도 합니다. 껍질과 살 모두 눈의 열을 내리고 안질환 해소에 좋습니다. 꽃게는 소화력을 증진시킴과 동시에 가슴의 열을 내리는 작용을 합니다. 참고로 눈이 뻐근하고 아픈 증상이 오래가면 소라를 섭취하는 것도 좋습니다.

가슴의 열을 내리는 데 빠질 수 없는 약재가 있는데, 바로 향부자香附子입니다. 뿌리를 약으로 쓰며 약간 차가운 성질이 있으나 오래 먹으면 기운을 올리고 기분을 상쾌하게 하고 우울한 마음을 풀어줍니다. 통증을 줄여주며 오래된 음식 정체된 기를 아래로 내려주는 역할을 합니다. 차로 끓여 드시면 좋습니다.

눈 자체에 열이 많은 경우엔 하고초夏枯草를 자주 씁니다. 꿀풀의 지상부를 잘라 건조한 후 차로 끓여 마시면 좋습니다. 눈이 건조하고 충혈되어 뻐근한 증상을 해소하고 목에 멍울을 풀어주는 효능이 있습니다.

3 심계항진心悸亢進, 가슴 통증 답답함 증상의 치료와 도움 되는 식습관

심장이 약한 사람은 다음과 같은 특징이 있습니다. 잘 놀라고 겁이 많은 편입니다. 그리고 얼굴이 쉽게 붉어집니다. 붉어지는 이유는 얼굴로 열이 쉽게 상승하기 때문입니다. 귓불도 쉽게 빨개지는 경향을 보이고, 달리기를 잠깐 하더라도 얼굴이 붉어집니다. 심장이 부담을 느끼고 있다는 뜻입니다. 이런 경우 절대로 무리한 운동을 하시면 안 됩니다. 오래 뛰어야 하는 마라톤, 축구 등은 삼가야 하고, 천천히 걷거나 골프처럼 순간적으로 심장의 힘을 끌어내지 않는 운동이 좋습니다. 심장이 약한 경우 가장 많이 나타나는 증상은 심장 두근거림입니다. 심장이 빨리 뛴다고 느낄 수 있습니다. 그런데 맥박을 측정해보면 1분에 95회 정도로 심각하게 빠르지 않기도 합니다. 하지만 스스로 더 심하게 느끼는 경우도 있습니다. 심장 두근거림이 멈추지 않으면 갑자기 잘못되는 건 아닐까 하는 두려움으로 응급실에 가기도 하지만 심장 자체의 구조적 문제가 없다면 수액 주사를 맞고 안정을 취한 후 집에 돌아오기 일쑤입니다. 그렇다고 심장 두근거림이 치료된 것은 아닙니다. 이런 경우 심장 두근거림의 원인은 전적으로 외부 상황으로부터 야기된 정신적 스트레스가 과도하게 쌓인 결과인 경우가 많습니다. 사업을 하면서 받는 스트레스, 직장 내 실적 압박에 대한 스트레스도 있고, 육아나 가사업무 시부모님과의 갈등으로 유발된 주부 스트레스, 학업이나 교우 관계에서 발생하는 학생들의 스트레스 등 이 모두가 심장을 두근거리게 하는 원인입니다. 문제는 이런 원인이 단기간에 해결되지 않고 설령 해결되더라도 우리의 무의식에 잠재된 경우가 많다는 점입니다. 그리고 심장이 빨라지면 우리 몸 구석구석 혈액 공급이 원활치 않아 체내 순환이 안 되므로 늘 피로할 수도 있습니다. 그리고 중장년이나 노년에서는 혈전을 유발할 확률이 높아집니다. 혈전은 중풍과 협심증, 심근 경색과 같은 심장 질환을 일으키는 주된 원인입니다. 그러니 수시로 걷기 운동을 하여 마음을 좀 편하게 유지하는 것이 좋고, 체력이 보강되어야 치료가 됩니다. 몸이 일단 건강하면 정신적인 문제도 어느 정도까지는 상쇄할 수 있기 때문입니다.

　쉽게 상처받는 사람들이 있습니다. 상처받은 마음을 다른 사람에게 쉽게 표출하지 못하는 경우가 많습니다. 그 순간에 더 강하게 대응할 수도 있었어도 시간이 지나고 후회합니다. 시간이 더 지나면 잘했다는 생각이 듭니다. 하지만 상처받을 당시 불안함이나 불쾌감이 때때로 올라옵니다. 이런 감정이 들 때 수시로 긴장하게 되고 심장의 박동이 빨라집니다. 가슴 두근거림이 나타나는 것입니다. 가슴 두근거림이 낮 동안에 나타나면 대화할 때 목소리가 떨리는 등 생활에 자신감이 떨어집니다. 자신감이 떨어지면 공부든 업무든 잘 안 됩니다. 미래에 대한 도전 의식 역시 약해지기 마련입니다. 가슴 두근거림이 밤에 나타나면 잠이 잘 오지 않습니다. 가슴 두근거림을 본인 스스로 자각할 때는 1분당 맥박수가 90회 이상일 때가 많습니다. 정상적인 심장 박동 수는 분당 60회에서 90회입니다. 가슴 두근거림이 아주 심할 때는 100회 이상으로 뛰는데, 심하면 130회에서 180회에 이르기도 합니다. 달리기를 한 것도 아닌데 말이죠. 문제를 인식하고 심장 관련 검사를 받아도 특별한 이상이 없기도 합니다. 검사 시 증상이 나타나지 않으면 검사는 당연히 정상으로 나올 것입니다. 심장의 박동이 계속 빠르면 베타 차단제와 같은 약물을 처방받아 심박동을 느리게 할 수는 있으나 전반적인 혈류량 부족을 일으켜 어지럼증이 나타날 수도 있습니다. 아주 심한 상황이 아니라면 자주 복용할 약물은 아닙니다.

　가슴 두근거림은 당장은 아니어도 부정맥으로 발전할 확률이 매우 높습니다. 가슴이 답답하면서 숨이 잘 안 쉬어지는 것 같은 공황 장애 증상도 함께 나타날 수 있습니다. 운동이나 명상 등을 통해 마음을 안정시키는 것도 도움이 되지만 체력 저하를 동반한 경우엔 이를 보강해야만 합니다. 특히 여름철에 기운이 떨어지면서 가슴이 자주 두근거린다면 오미자五味子를 드시면 좋습니다. 오미자는 여름철 상시 복용 약물로 심장과 폐가 약하여 숨이 잘 차고 기침을 자주 하는 증상을 치료합니다.

심계항진心悸亢進이란 심장의 박동이 빠른 상태를 말합니다. 갑자기 긴장하거나 놀랐을 때 가슴이 두근거리는 경우는 경한 증상이라 볼 수 있고, 아무런 이유 없이 가슴이 두근대고 답답하며 통증까지 나타나면 증상이 더 심한 경우라 볼 수 있습니다. 가슴 두근거림은 주로 심인성인 경우가 많고 여기에 육체적으로 피곤한 경우 증상이 심해지고 지속적인 양상으로 바뀌게 됩니다. 지속적인 두근거림은 부정맥으로 발전할 수 있고, 부정맥은 협심증이나 심근 경색, 뇌경색 등을 유발할 수도 있습니다.

잔잔하게 가슴이 계속 뛰면서 심장이 위치한 왼쪽 가슴 부근이 바닥에 닿으면 바닥의 이불 등을 통해 두근거림이 느껴지기도 한다면 몸의 진액이 부족한 상황으로 볼 수 있습니다. 진액이 부족해지는 건 이유 없이 땀을 많이 흘리는 경우 그리고 갱년기 증후군에서 흔히 볼 수 있습니다. 그리고 식사 후 속이 더부룩하고 명치와 상복부가 자주 답답하면서 소화가 안 되는 경우 가슴이 뻐근하면서 두근거림이 나타날 수도 있습니다. 상황에 따라 원인이 다르므로 이를 정확히 파악하여 치료받으면 가슴 두근거림이 많이 좋아지게 됩니다. 땀을 수시로 흘려 진액이 소모되는 걸 보충하는 약재로는 황기黃耆

가 있습니다. 소위 몸보신을 위한 약재로 여름날 많이 드시는 백숙에도 들어갑니다. 상처를 치유하는 효능이 강해 위에 염증이나 궤양이 생겨 헌 상처를 회복하고 소변이 맑지 않고 거품이 생길 때도 도움이 됩니다. 위장 역시 튼튼해집니다.

참고로 심장에 도움이 되는 습관을 소개하면 다음과 같습니다. 담백하고 영양이 풍부한 음식이 좋습니다. 순대와 부속 고기 등은 단백질이 풍부하면서 푹 삶았기 때문에 기름기도 적어 추천할 만합니다. 하지만, 술, 담배, 커피는 심장에 자극을 주고 맵고 자극적인 음식도 좋지 않습니다. 운동은 가벼운 운동이 좋으며 심한 운동은 오히려 역효과가 날 수 있습니다. 심장이 좋지 않은데, 마라톤이나 축구는 하지 않으시는 게 좋습니다.

4 부정맥 심방세동과 불면증, 가슴 두근거림

부정맥은 심장의 리듬이 불규칙한 상황을 말합니다. 심장은 온몸 구석구석 신선한 혈액을 내보내는 역할을 합니다. 하지만 심장의 리듬이 불규칙하면 혈액 공급에 차질이 생기게 됩니다. 심장도 혈액을 공급받아야 활동을 차질 없이 수행합니다. 이런 혈관을 관상 동맥이라고 부릅니다. 관상 동맥이 막히거나 좁아지면 협심증이나 심근 경색이 유발되는데, 이를 관상 동맥 질환이라고 부르는 것입니다. 뇌혈관에도 영향을 주는데, 심장 리듬의 이상은 혈전을 유발할 수 있습니다. 혈전은 뇌혈관을 막히게 할 수 있고 그러면 뇌경색이나 뇌출혈과 같은 중풍을 유발할 수 있으므로 부정맥이 나타나면 이런 질환이 유발되지 않게 조기에 관리하고 치료할 필요가 있습니다.

부정맥은 대개는 맥박이 한번씩 쉬는 경우와 빨리 뛰는 증상이 많이 나타납니다. 심한 부정맥이 아니라면 심전도와 심장 초음파 등의 검사에서 특별한 이상이 나타나지 않을 수도 있습니다. 왜냐면 검사 당시에 심장의 이상이 나타나야만 검사 결과에 나타날 것이기 때문입니다. 이런 이유로 24시간 기기를 사용하기도 하지만 여기서도 별 이상이 나타나지 않기도 합니다.

진료 중 많이 경험하는 부정맥의 유형은 우선 심장에 이상이 발견되지는 않았으나 리듬이 불규칙한 경우, 어릴 적부터 판막에 이상이 있었지만 잘 모르고 지내다 나중에 발견한 경우, 심방세동을 진단받은 경우, 부정맥으로 인한 중풍 등의 합병증을 예방하거나 재발 방지를 목적으로 치료하는 경우 등입니다. 판막이란 심장에 있는 막으로 혈액의 역류를 방지하는 역할을 합니다. 인공 판막 수술 환자가 와파린을 복용하는 경우엔 한약 치료를 병행하기에는 무리가 있는 편입니다. 심방세동은 평소에도 불규칙한 심장 리듬이 갑자기 더욱 불규칙하면서도 빨리 뛰는 상황을 말합니다. 심장 박동의 이상이 짧게 나타나기도 하지만 길게 나타날 수도 있습니다. 이것이 만성화되면 혈전을 생성하게 됩니다. 혈전은 뇌졸중을 유발하는 인자로 알려져 있습니다. 많은 뇌졸중 환자에게 보이는 소견이 술, 담배를 10년 이상 꾸준히 많이 하였고, 심방세동을 앓고 있는 경우입니다. 그만큼 심방세동이 있으면 뇌졸중에 걸릴 확률이 높아진다는 의미입니다.

불면증이 있으면 부정맥을 유발하거나 더 심하게 만든다는 연구 결과도 있습니다. 불면이 나타나는 이유는 정신적 피로가 과중한 경우입니다. 과거에 받은 정신적 충격 역시 무의식에서 '불안'으로 남아있을 수 있는데, 이런 불안 인자가 불면의 원인이 됩니다.

잠이 드는 데까지 걸리는 시간을 입면기入眠期라 부르는데 이런 시간이 길어지고, 중간에 자주 깨고, 화장실을 자주 가고 싶고, 다시 잠을 청해도 잘 오지 않는 것 역시 불면의 증상입니다. 불면은 육체 피로로 이어집니다. 불면을 유발한 정신적 피로와 이로 인해 유발된 육체적 피로가 만성화되면 부정맥이 발생할 확률이 높아집니다. 부정맥이 생긴 이후엔 가슴이 답답하고 두근거리는 증상이 심해지고, 이런 증상이 야간에도 이어진다면 당연히 숙면을 방해할 것입니다. 부정맥과 불면증이 같이 나타나는 경우 공통점이 있습니다. 위장 기능이 현저하게 떨어져 있다는 점입니다. 설령 과거에 소화기가 괜찮던 사람도 부정맥과 불면증 발생 이후 위장 기능이 떨어진 상태가 이어집니다. 위장 기능이 떨어지면 상복부 팽만감으로 인해 가슴 답답함과 두근거리는 증상이 더 심해지는 경향이 있습니다. 그리고 소화 기능이 떨어지면 안정이 안 되고 집중력 또한 떨어지게 됩니다. 따라서 부정맥과 그 원인이 될 수 있는 불면증을 치료하기 위해선 마음도 편해야 하고, 육체적 피로도 없어야 하고, 위장 기능도 좋아져야 합니다. 상복부 팽만감을 해소하는 데는 후추를 드시면 좋습니다. 후추는 향신료로 사용하는데 음식 정체로 인한 기운을 아래로 내려주고 속을 따뜻하게 만들어 줍니다.

가슴이 자주 두근거리고 잠이 잘 오지 않는 증상엔 산조인酸棗仁

차를 끓여 드시면 좋습니다. 산조인은 멧대추의 씨를 건조한 것으로, 체온은 정상이면서 심한 운동이나 활동을 하지 않았음에도 얼굴이 늘 벌건 상태에 있는 경우에 좋습니다. 햇볕에 타지 않았음에도 얼굴이 붉다면 심장에 혈血이 부족한 상황입니다. 심장에 혈이 부족하여 가슴이 두근거리고 불면증이 나타날 때 이를 해결하는 약재가 바로 산조인입니다.

갑자기 가슴이 두근거려 진정되지 않을 땐 우황牛黃이 좋습니다. 우황은 소 담낭膽囊 결석을 건조한 것으로 손톱 위에 놓고 문질렀을 때 손톱이 노랗게 착색되는 것을 진품으로 여깁니다. 진품 우황을 구하기 힘들다면 우황청심원牛黃淸心元을 복용해도 괜찮습니다.

심장의 기운을 진정시켜 가슴 두근거림을 줄여주는 데는 원지遠志를 차로 끓여 드시면 좋습니다. 원지는 애기풀의 뿌리를 약으로 사용하는데 이는 건망증 해소에도 도움을 줍니다. 참고로 너무 오랫동안 섭취했을 때 무언가 자주 잊어버리게 만드는 채소도 있습니다. 바로 고수입니다. 쌀국수나 마라탕에 고수를 듬뿍 넣어 드시는 분도 계시는데 고수는 정신을 소모하는 작용이 있습니다. 또한, 소화력을 증진하나 겨드랑이 냄새를 유발하기도 합니다.

백자인栢子仁은 놀래서 가슴이 두근거리는 증상의 해소에 도움을 줍니다. 백자인은 측백나무 열매입니다. 측백나무가 햇볕을 받으면 잎이 연두색에서 청록색에 걸쳐 윤기 있게 빛납니다. 백자인은 심장에도 좋고, 피부를 맑고 윤택하게 하는 효능도 가지고 있습니다. 측백나무의 잎처럼 말이죠. 참고로 측백나무 잎은 탈모 예방과 흰머리를 검게 만드는 효능을 지녔으므로 자주 활용할만합니다. 유채씨기름을 머리에 발라도 검은 머리카락을 검게 하고 길게 자라게 합니다. 모발에 좋은 약재로는 한련초旱蓮草를 추가할 수 있겠습니다. 국화과 식물로 작고 하얀 꽃이 예쁘며 각종 상처를 빨리 아물게 하는 효능도 있습니다.

가슴이 답답하다면 부추를 드시면 좋습니다. 부추의 효능은 심장에 집중되어 오장을 편안하게 만드는 작용이 있기 때문입니다. 부추는 양기를 보충하므로 무릎과 허리를 따뜻하게 하여 통증을 줄여주고 힘을 키워줍니다. 가슴 답답한 증상의 해소엔 하늘타리의 뿌리도 복용할 만합니다. 얼굴이 누렇게 뜨고 입과 입술이 항시 마르는 증상을 해소하고 하복부가 그득한 증상 해소에도 도움을 줍니다.

5   기외수축 부정맥과 역류성 식도염의 목 이물감이 함께 있는 경우

부모님이나 연배가 높은 형님, 언니, 누님이 심장 부정맥이 있으면 나도 나이가 들면서 부정맥이 생기는 것은 아닐까 하는 두려움이 생깁니다. 부정맥은 그것만으로 그치지 않고 뇌경색, 뇌출혈 같은 뇌혈관 질환이나 협심증, 심근 경색을 유발할 확률을 높여 생명을 위협할 수 있을 뿐만 아니라 여러 가지 후유증을 동반할 수 있습니다. 뇌혈관 질환은 한쪽 마비나 언어 장애 등의 후유증이 나타날 수 있고 협심증이나 부정맥 예를 들어, 심방세동이나 WPW(Wolff Parkinson White, 월프파킨슨화이트 증후군) 증후군과 같은 조기

흥분 증후군이 있다면 전극 도자 절제술을 받아야 하거나 스텐트 시술, 심하면 심장 보조 박동기 설치는 물론 항혈소판제나 항응고제를 계속 복용해야 하는 문제가 발생하기도 합니다.

기외수축은 심장의 규칙적인 박동 사이에 다른 박동이 섞인 상황을 말하고 사람에 따라 맥박이 한번씩 쉬면서 심장이나 가슴이 쿵 내려앉는 느낌을 받기도 합니다. 심방 기외수축, 심실 기외수축이 있는데 후자가 더 많은 편입니다. 기외수축은 컨디션 저하 시에 증상이 더 심해지는 양상을 보이며, 커피와 담배 그리고 지나친 정신적 피로 그리고 수면 부족으로 인한 체력 저하가 원인입니다. 이런 상황은 위장 기능의 저하를 수반하게 되며 역류성 식도염을 유발할 확률이 높아집니다.

역류성 식도염으로는 목 이물감이 자주 나타납니다. 목에 걸린 느낌과 더불어 잘 뱉어지지 않는 가래가 들러붙은 느낌이 들고 소량의 흰색이 나오기도 합니다. 역류성 식도염을 치료하는 초기 과정에 가래 배출량이 늘어나기도 하지만 어느 정도 배출되면 다시 줄어드는데 이때는 목이 편안해집니다. 목소리가 잠기기도 하고 코와 목 사이의 통로가 답답하여 수시로 킁킁거리며 뭔가를 뱉어내고자 하는 행동을 반복하게 됩니다. 답답함이 계속되면 숨이 막히는 것 같고 가슴이 답답해지면서 공황 장애로 이어지기도 합니다. 그리고 소화력 역시 떨어집니다. 식후 상복부가 뻐근하고 아프기도 하고 입맛이 뚝 떨어지기도 합니다. 이때 공복에 속이 쓰리고 심하면 가슴과 목이 화끈거리기도 합니다. 소화가 덜 되는 날 컨디션이 떨어지고 이때 목 이물감과 기외수축 부정맥이 더 심해집니다. 따라서 정신적 육체적 피로를 완화하고 심장을 기능적으로 강화하고 체력을 보강하여 수면의 질을 높여주면 심장 리듬이 안정되고 위장의 운동 기능이 살아나게 됩니다.

가슴이 답답하고 자주 두근거리면서 목소리가 잘 잠기고 이물감이 있는 경우 도움이 되는 약재는 담죽엽淡竹葉입니다. 담죽엽은 솜대의 잎을 말하는데 왕대에 비해 크기가 작은 편입니다. 왕대의 잎은 근죽엽이라 하는데, 솜대보다 질기고 당뇨에 좋고 가슴에 몰린 열을 제거합니다. 담죽엽 역시 열을 제거하는 효능이 있으며 위 식도 역류와 함께 올라온 위장의 열을 해소합니다.

공진단供辰丹을 드셔 본 경험이 있다면 아시겠지만, 공진단에는 금박이 싸여 있습니다. 은단에는 은박이 싸여 있습니다. 금박과 은박은 약과 밀착되어 따로 뗄 수 없어 그냥 그대로 드시게 됩니다. 금박과 은박으로 싸는 이유는 약재의 효능을 오래 보존하기 위함이며 금과 은엔 진정 작용이 있어 가슴 두근거림을 해소합니다. 공진단은 금박으로 싸기 전 분말로 된 약재를 꿀로 반죽하게 됩니다. 꿀은 약재들의 효능을 조화롭게 만들고 목 자체를 부드럽게 만들고 위장을 튼튼하게 하고 해독시키는 작용이 있습니다.

6   인후두 역류 질환 증상

역류성 식도염은 '위 식도 역류 질환'이라고 부릅니다. 위에 있는 위 내용물, 여기서 위 내용물은 위산과 분해가 덜 된 채 위 속에 남아있는 음식물 찌꺼기를 모두 포함한 것입니다. 이러한 위 내용물이 식도 위주로 증상을 유발하는 것을 위 식도 역류 질환이라고 합니다. 위 내용물이 인두와 후두까지 올라와 증상을 유발하면 인후두 역류 질환이라고 부릅니다. 역류성 식도염 진단을 받고 찾아온 환자들을 만나 보면 이비인후과에서 진단을 받은 분들이 많은데 기침, 목이 잘 쉼, 목 이물감, 가래 등의 증상이 잘 낫지 않아 진찰을 받던 중 역류성 식도염이라 진단받은 경우입니다.

　인후두 역류 질환과 위 식도 역류 질환은 특징적인 증상 면에서 차이를 보입니다. 가슴쓰림이 대표적입니다. 가슴쓰림은 위 식도 역류 질환에서는 아주 빈번하게 나타나지만 인후두 역류 질환에서는 덜 나타납니다. 인후두 역류 질환의 증상은 목 이물감이 가장 대표적이며 목에 쉽게 제거되지 않는 뭔가 걸린 느낌을 말합니다. 그리고 호흡 상피 조직에 점액의 정체가 나타나는데 원래 점액은 외부 이물질을 제거하기 위해 분비되는 방어 인자이지만 환자분들은 목의 불편감을 해소하기 위해 '컥컥' 혹은 '킁킁' 등의 소리를 내며 목을 깨끗이 하려는 동작을 반복하게 됩니다. 이는 가래를 억지로 배출하려는 동작입니다. 이런 행위는 일시적으로 시원한 느낌을 주지만 점액을 더 많이 생기게 하는 문제를 유발합니다. 원인 해결이 아니란 이야기입니다. 기침 그리고 끊이지 않는 천식 증상도 나타나기 쉽고 목소리가 잘 잠기고 얇아지는 문제가 나타나기도 합니다. 콧물은 코에서 입으로 넘기는 후비루가 늘어나고 목이 아프고 음식물을 삼키기 힘든 연하 곤란을 유발하고, 환자에 따라 다르나 귀가 아프거나 이명증이 동반되기도 합니다.

 음식물이 목으로 넘어가는 게 잘 안 되고 붓고 걸린 느낌이 있다면 소상小商혈을 지압하시기 바랍니다. 엄지손톱의 뿌리와 내 측면의 연장선이 만나는 지점입니다.

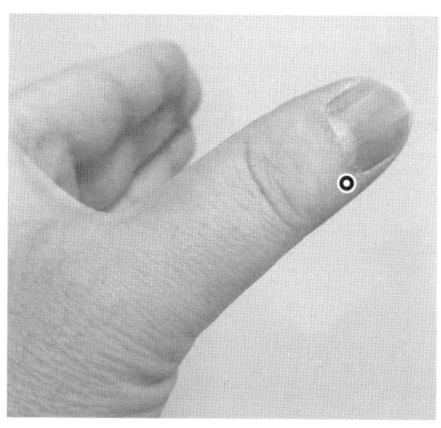

소상혈

 코와 귀의 소통이 잘 안 되는 경우엔 겨자를 조금 드시면 좋습니다. 중국 음식 중에 팔보채가 있습니다. 팔보채를 드셨을 때 겨자소스를 과하게 찍어 먹으면 코가 뻥 뚫어진 경험이 있으셨을 것입니다. 겨자는 인체에 존재하는 구규九竅를 소통시킵니다. 구규란 눈, 코, 귀의 여섯 구멍과 입, 요도, 항문의 세 구멍을 합하여 이르는 말입니다. 겨자의 매운 성질을 좀 완화하면서 드시려면 차가운 성질의 상추와 함께 복용하시면 좋습니다.

 음식이 잘 내려가지 않고 속이 그득하고 답답하면 잔기침이 나옵니다. 가래도 없고 기침만 계속 나오는데 옆 사람 보기에 민망하기까지 합니다. 이럴 때 좋은 것이 비파엽枇杷葉입니다. 비파나무의 잎을 약으로 활용하는데 기침하면서 갈증이 나는 경우를 치료하고 딸꾹질을 자주 할 때도 도움이 됩니다. 딸꾹질을 신속하게 멈추는 법을 소개하겠습니다. 음릉천陰陵泉혈을 지압하면 되는데 무릎 안쪽에서 정강뼈 내측의 오목한 지점을 말합니다. 여기를 누르면 굉장히 아픕니다. 매운 음식을 먹거나 갑자기 딸꾹질이 나와 안 멈추는 경우 여기를 꾹 누르면 외마디 비명을 지르고 오래지 않아 딸꾹질이 멈출 것입니다.

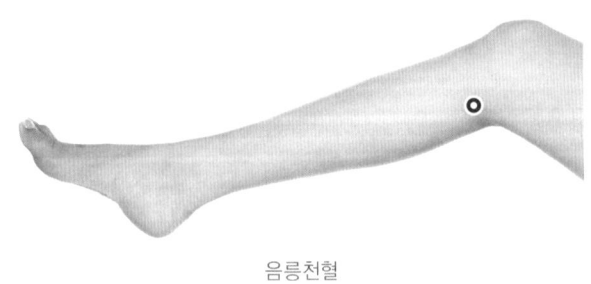

음릉천혈

위 운동을 개선하여 위 식도 역류의 원인을 먼저 해결하는 데는 노근蘆根을 차로 끓여 드시면 좋습니다. 갈증을 없애고 당뇨의 예방과 치료에 도움을 주고 음식이 잘 넘어가지 않고 목에 메어 있고 딸꾹질을 하는 증상을 해소합니다.

목 이물감과 더불어 가래가 자주 끼고 인후통이 생길 땐 길경桔梗 차를 드시면 좋습니다. 길경은 도라지 뿌리를 약으로 사용하는데, 잦은 기침으로 가슴이 아프고 옆구리가 결릴 때도 드시면 좋습니다.

목 안에 충만감이 심해지면 목구멍이 막힌 기분이 들기도 하고 물을 제외하고는 음식물이 잘 넘어가지 않는 느낌이 들면서 가슴이 뻐근하고 답답하기도 합니다. 이때 좋은 약재는 등심초燈心草입니다. 등심초는 골풀과에 속한 등심초의 줄기 속을 건조한 것으로 가슴의 열감을 해소하는 데도 좋습니다.

목이 자주 붓는 경우엔 마발馬勃이라는 약재를 사용하는데, 말불버섯을 말합니다. 목이 붓고 목소리가 잘 잠길 때 섭취하시면 좋습니다.

목소리가 잘 쉬면서 얼굴이 잘 붓는다면 파 밑동을 끓여 드시면 좋습니다. 파 밑동이 흰색이라 약재 명으론 총백蔥白이라 부릅니다. 눈을 밝게 하고 대소변을 시원하게 소통시키고 오랜 기간 약물이나 건강식품 복용으로 몸 안에 쌓인 약독藥毒을 해소해 줍니다.

천식처럼 숨이 잘 차고 기침을 잘하는 경우엔 은행 열매가 좋습니다. 은행은 폐와 위의 탁한 기운을 없애는 작용이 있습니다. 다만 독성이 있으므로 매일 드시는 경우 소량만 드셔야 합니다. 은행의 독성이 부담되신다면 더덕을 자주 드시면 좋습니다. 더덕은 위와 폐의 기운을 동시에 보하는 작용이 있으므로 소화가 잘 안 되면서 위 식도 역류가 있는 경우에 도움을 줍니다.

7 구취

입에서 냄새가 나는 구취증으로 생활이 불편하기도 합니다. 입 냄새를 줄여보려고 양치질을 자주 해보아도 잠깐일 뿐입니다. 입 냄새가 나면 주변 사람들이 특별히 내색을 안 하지만 사람에 따라 조용히 자신의 손을 코에 대는 경우가 있습니다. 입 냄새는 잇몸이나 구강 질환이 원인이 될 수도 있겠지만 주로 위에 열이 많아 유발됩니다. 위에 열이 있음은 위 속에 음식물이 분해가 덜된 채로 오래 머무른다는 뜻입니다.

평소 소화가 잘 안 되거나 구취가 있으면 목에서 아주 작은 알갱이가 올라온 경험이 있을 겁니다. 이 알갱이는 원통형 과립처럼 생겼고 노란색 혹은 흰색입니다. 딱딱하지는 않고 손가락으로 잘 문질러집니다. 그런데 문지르면 냄새가 아주 고약합니다. 이 냄새를 맡으면 기분이 좋아진다는 사람도 본 적이 있는데 사람이 불쾌한 자극을 받으면 부교감 신경이 활성화되므로 이런 기분을 느낄 수도 있습니다. 어찌 되었건 이 알갱이는 편도 결석이나 역류성 식도염의 잔재라 볼 수 있습니다. 편도 결석의 경우 알갱이는 좀 큰 편이고 편도에 음식물의 찌꺼기가 끼어 유발됩니다. 역류성 식도염의 경우 위산만 올라온다기보다는 위산과 섞인 음식물이 같이 올라오는 일이 많고 이것이 식도나 후두가 건조한 환경에서 미세하게 굳어진 형태를 만들 수도 있습니다. 이 또한 구취의 원인입니다. 편도 결석의 경우 구강 청결에 신경을 쓰면 예방할 수 있습니다.

기능성 소화 불량증에 구내염이 동반되기도 합니다. 입술에 먼저 염증이 생긴 후 혀나 입안까지 퍼져나가기도 하고 입안에만 염증이 생기기도 하면서 재발하면 만성 구내염이 되는 것입니다. 전적으로 면역력이 떨어진 경우인데 신경을 많이 쓰고 과로를 하는 것이 가장 큰 원인입니다. 입 냄새와 구내염은 소화력과 면역력이 개선되면 좋아질 수 있고, 가정에서는 산초 열매 가루를 쌀죽과 함께 자주 드시면 도움이 됩니다.

위장이 좋지 않으면 손발은 물론 몸 전체가 차갑기도 합니다. 몸 전체에 냉기가 많이 쌓인 것인데 냉기가 쌓이면 배가 차진 후 다리와 팔의 힘이 빠지게 됩니다. 여름에 덥다고 차가운 성질의 수박과 참외를 너무 드실 것은 아니란 이야기입니다. 몸을 덥혀 냉기를 없애고 위장을 따뜻하게 해주고 입 냄새를 제거하는 약재로 초두구草豆蔲가 있습니다. 씨앗을 약으로 사용하는데 속이 더부룩하고 구토하는 증상을 치료하는 효능이 있습니다.

입 냄새 치료에 빠질 수 없는 약재 중 하나가 계설향雞舌香입니다. 계설향은 정향나무의 꽃봉오리인 정향 중 큰 품종을 말합니다. 너무 바짝 마르지 않은 상태로 입에 물고 있으면 입안에서 향기가 납니다.

입 냄새를 없애는 데는 들깻잎을 활용하시는 것도 좋습니다. 들깻잎은 위장을 조화롭게 할 뿐만 아니라 기운이 역하여 나오는 기침을 멈추는 작용이 있습니다.

8 속 쓰림

속이 쓰려서 윗배가 아픈 증상을 속 쓰림 혹은 위통이라고 말합니다. 속 쓰림 증상이 낮에 생기기도 하고, 밤에 나타나기도 하는데 속 쓰림의 낮과 밤의 차이는 원인이 다르므로 치료도 달라야 합니다. 낮에 속 쓰림이 유발되는 경우 평소 위산 부족인 경우가 많습니다. 평소 육류나 밀가루 음식 분해에 대한 부담이 많고, 위의 바닥이나 출구 부위에서 음식물이 정체되는데 이때 위산이 몰아서 나오는 일이 벌어지므로, 식사 후 위통과 속 쓰림 증상이 나타나는 것입니다. 밤에 속 쓰림이 나타나는 경우는 위산 과다에 해당합니다. 위산 과다로 인해 평소 소화에 대한 부담이 전혀 없습니다. 위산 분비를 촉진하는 음식 가령, 육류나 과일을 많이 섭취하면 속 쓰림 증상이 낮에도 나타나는 일도 벌어집니다. 낮에 유발되는 속 쓰림은 역류성 식도염이나 만성 위염인 경우가 많고, 밤에 유발되는 속 쓰림은 위산 과다나 위궤양인 경우가 많으므로 증상에 따라 다른 치료 방법을 택해야 속 쓰림 증상을 해결할 수 있습니다.

위산은 펩신이라는 소화 효소를 위주로 단백질을 분해하는 작용을 합니다. 일차적으로 입속에서 씹는 작용을 통해 분해된 음식물은 위 속으로 들어가 위산의 작용으로 인해 죽의 형태로 바뀌게 됩니다. 이것이 십이지장으로 넘어가 췌장에서 분비된 각종 소화 효소들의 작용을 통해 탄수화물, 지방, 단백질의 분해와 영양 흡수가 이루어지게 됩니다. 속 쓰림, 위통, 가슴이 화끈거리고 아픈 증상을 유발하는 이유는 위산이 과도하게 분비되거나 위산이 역류하기 때문입니다. 위산이 과도하게 분비되는 경우는 음식물의 분해가 느려 위의 출구 부위인 유문부에 적체되거나 혹은 음식을 과도하게 섭취한 경우입니다. 위산 과다에 대한 동물 실험을 예로 들면, 유문부를 묶으면 산 분비가 늘어나 위산 과다 위궤양에 걸린 동물 모델을 만들 수 있습니다. 위산 역류는 위와 식도의 연결 부위인 '위 식도 괄약근'이 느슨해진 것이 원인이며, 치료를 통해 위 식도 역류 증상이나 식도염이 호전된 후 다시 내시경 검사를 받아보면 위 식도 괄약근이 정상으로 회복되는 경우가 많습니다.

 속이 자주 쓰리고 아프면 중괴中魁라는 혈 자리를 지압하시면 좋습니다. 중괴는 가운뎃손가락 두 번째 마디 중앙인데, 이곳을 반복해서 눌러 주시기 바랍니다.

9. 만성 기침과 후두염

 역류성 식도염은 폐와 기관지를 약하게 만들 수 있습니다. 역류성 식도염에 걸리게 되면, 목 이물감이 심해지고 목소리가 잘 잠기고, 기침을 자주 하게 되며, 노래 부를 때 성량이 줄어들거나 음이 높이 올라가지 않는 일이 벌어지게 됩니다. 학교 선생님이나 외부 강연을 하시는 분 그리고 취미로든 직업으로든 합창단원(교회 찬양대 등)으로 활동을 하신다면 여간 신경 쓰이지 않을 수 없습니다.

 종일 목에 뭔가 걸린 느낌이 들고, 정확히는 목에 무언가가 찰싹 달라붙은 느낌이 들기도 해서 이를 뱉어내려고도 하지만 잘 뱉어지지 않고, 삼키려 해도 삼켜지지 않는 느낌이 바로 목 이물감의 실체입니다. 목 이물감은 주로 아침에 자고 나서 입과 목이 텁텁한 느낌과 동시에 나타나고 활동을 하면서 점점 그 증상이 줄어드는 것이 일반적이지만 심한 경우 만성적인 후두의 염증과 동반되어 주무실 때까지 증상이 계속됩니다. 기침은 모든 목 이물감 환자에게 나타나지는 않고 목 이물감이 없는 위염 환자에게도 나타날 수 있습니다.

가래도 누구에게나 나타나는 증상은 아니나 가래를 억지로 뱉어내는 경우 흰색 가래가 소량 나오게 됩니다. 노란색 혹은 옅은 녹색을 보일 때도 있는데, 이는 후두나 기관지의 만성 염증을 보여주는 소견입니다.

흡연자의 경우 목 이물감의 치료엔 금연은 필수입니다. 그렇지 않으면 치료가 잘 안 되거나 치료 기간이 기약할 수 없을 정도로 길어지기도 합니다.

목소리 잠김이나 갈라짐은 아무래도 목을 많이 사용하는 직업을 가진 사람에게 자주 나타나는데, 나이가 들면 말을 별로 하지 않아도 증상이 나타날 수 있습니다. 이때 목소리의 배출을 조절하는 것이 좋습니다.

음성 배출을 원활하게 하는 약재로 석창포石菖蒲가 좋습니다. 뿌리를 약으로 사용하는데 눈과 귀를 밝히며 팔다리 감각이 저하된 것을 치료하며 무언가를 자주 잊어버리거나 명치 통증이 은은하게 있는 경우에 활용할만합니다.

많은 사람 앞에서 말을 할 때 복식 호흡을 통한 발성법을 이용하시기 바랍니다. 복식을 이용한 발성법은 생목만 이용할 때 목소리가 상하는 것을 미리 예방할 수 있는 장점이 있지만, 말이 좀 느려질 수 있는 단점이 있으므로 중요한 부분을 강조하실 때 사용하시면 좋습니다. 복식 호흡 발성에 대해 추가로 말씀드리면, 복식 호흡이란 말 그대로 복강을 이용한 호흡법입니다. 먼저 코로 숨을 들이쉬고 동시에 받아들인 공기로 아랫배를 부풀게 합니다. 그다음 공기를 입으로 천천히 내뱉으면 됩니다. 공기를 소리와 함께 내뱉으면 복식을 이용한 발성이 되는 것입니다. 예전 오디션 프로그램에서 유행했던 '공기 반 소리 반' 기억나시죠? 복식 호흡 발성은 말은 좀 느려지나 발음이 정확해지므로 말할 때 설득력을 가질 수 있습니다.

그럼, 역류성 식도염은 폐 질환 증상과는 어떤 연관이 있을까요? 역류성 식도염은 천식, 만성 기관지염 같은 호흡기 질환과 연관이 깊습니다. 이는 역류한 위 내용물이 기관지 쪽으로 미세하게 넘어가 염증을 유발할 수 있다는 얘기입니다. 식도는 평소 음식물이 지나가지 않을 땐 납작한 모양을 하고 있다가 음식물이 통과하면 벌어지게 됩니다. 하지만, 위와 식도 사이 괄약근이 헐거워지면 위산이나 분해가 덜 된 음식물 찌꺼기가 식도 방향으로 역류하는 증상이 나타납니다. 소화 불량이 심한 경우 소화가 덜 된 음식물이 거꾸로 올라오기 때문에 이런 증상을 경험한 환자는 소처럼 되새김질을 몇 번 해야 소화가 되는 것 같다고 말씀하시기도 합니다. 위산과 음식물 찌꺼기 역류가 심한 경우 음식 자체를 넘기는 것조차 힘들어집니다. 이처럼 위 식도 역류가 오래되면 역류한 물질이 식도 앞에 있는 기도로 넘어가는 증상을 초래하여 만성 폐 질환을 유발할 수 있는 것입니다. 역류성 식도염을 가지면 천식이나 만성 기침에 시달릴 수 있는데, 초등학교 저학년의 어린 학생들조차 감기에 잘 걸리고 기침을 자주 하면 관련 질환을 의심할 수 있습니다. 이때 상식적으로 면역력이 떨어져 있다고 생각할 수 있는데 역류성 식도염을 앓고 오래 두면 폐 기관지를 약하게 만들고 더 나아가 면역력을 떨어뜨리게 됩니다. 그래서 면역력을 개선하여 감기에 덜 걸리고 각종 비염이나 피부염 같은 알레르기 질환을 예방하고 치료를 위해 폐를 튼튼하게 하는 치료법을 사용합니다.

오래된 위장병으로 인해 만성 소화 불량이 나타나고 면역력이 떨어져 감기에 잘 걸리는 경우 지실枳實을 차로 끓여 드시면 좋습니다. 탱자나무의 덜 익은 열매는 배가 항시 더부룩하고 트림을 자주 하는 증상을 치료합니다.

비염이나 축농증이 있으면 머리가 멍하고 띵한 느낌이 자주 드는데 이럴 때 신이辛夷를 드시면 좋습니다. 이른 봄 목련의 개화하지 않은 꽃봉오리를 말하며 코가 막히고 콧물이 멈추지 않는 증상을 치료하고 치통으로 얼굴이 붓는 증상을 해소해 주며 피부 색소 침착에 도움을 주고 얼굴빛을 윤택하게 합니다.

비염 혹은 급성 코감기를 치료하는 데 좋은 약재로는 마황麻黃을 빼놓을 수 없습니다. 마황은 에페드린이라는 성분을 함유하고 있어 일반인이 구할 수는 없지만 여러 용도로 사용되므로 참고로 알려드립니다. 마황은 원래 땀이 잘 나지 않는 감기 증상을 치료하기 위해 사용하고 콧물을 마르게 하는 작용이 있어 비염 환자에게 많이 처방합니다. 어린이가 야간에 소변을 잘 가리지 못할 때도 사용하며 에페드린 성분의 특성상 입맛이 떨어지고 잠이 오지 않고 몸 내부 대사율을 높이는 효능이 있어 체중 감량 목적으로도 많이 처방합니다. 비염 치료할 때보다 많은 용량을 사용하는데 자칫 입이 바짝 마르거나 심장이 수시로 두근거리고 잠이 오지 않는 증상으로 힘들 수 있습니다. 이런 점 때문에 마황을 처방하지 않기도 하지만 그러면 식욕 억제 효능이 떨어집니다. 그래서 마황이 들어가지 않은 처방이나 건강식품은 포만감을 일찍 들게 하여 적은 식사를 하게 합니다. 마황 복용 시엔 몸이 더워지고 갈증이 많이 나는데 이때 목만 축일 정도로 수분을 섭취한다면 체중 감량이 더 잘 됩니다. 마황이 좋은 점은 신경 쓸 증상을 많이 유발하기는 하나 몸무게에 맞춘 안전 용량을 처방하면 특별한 문제는 없다는 점입니다.

위산 역류와 소화 불량을 겸하면서 잔기침을 하고 가슴이 자주 두근거리는 경우 황정黃精을 드시면 좋습니다. 황정은 층층둥굴레의 뿌리를 건조하여 약으로 쓰는데 과로하여 지친 몸의 기운을 높이고 심장과 폐를 윤택하게 만듭니다.

10 가슴이 답답하고 아픈 경우

역류성 식도염 환자에겐 가슴이 조이는 느낌이 있거나 답답한 증상이 나타날 수 있습니다. 내시경으로 역류성 식도염 진단을 받은 후 혹은 그전부터 가슴이 아프거나 답답한 경우입니다. 가슴 통증이나 불편감이 있으면 상식적으로 심장에 이상이 있는 건 아닌지 생각해 보는데 옳은 생각입니다. 협심증이나 심근 경색과 같은 관상 동맥 질환을 역류성 식도염으로 오인하게 되면 응급 상황이 나타났을 때 부실한 대응으로 말미암아 생명에 위해를 줄 수 있습니다. 가슴 통증이나 답답함이 있다면 우선 심전도나 심장 초음파 검진을 받아야 하며 검사 후 심장에 특별한 이상이 없다면 마음을 편하게 먹고 역류성 식도염에만 집중하여 치료받으시면 됩니다.

일반적으로 가슴 답답한 증상은 3가지 측면에서 바라볼 수 있습니다. 부정맥, 협심증 등 심장 질환, 역류성 식도염 그리고 공황 장애입니다. 이 3가지 질환이 단독적으로 가슴 답답함을 유발하기도 하지만, 복합적인 원인이 되기도 합니다. 역류성 식도염으로 유발되는 가슴 답답함은 삶의 질을 떨어뜨립니다. 치료에 있어 기존의 제산제와 더불어 항우울제 같은 신경 정신과 약물을 같이 처방받기도 합니다. 이는 바로 역류성 식도염의 가슴 답답함의 원인이 정신적 스트레스에 기인한다는 사실을 말해주는 근거입니다. 정신적 스트레스는 불안, 우울 등의 감정과 연관이 크고 이는 식도 운동성을 떨어뜨리는 주요 인자입니다. 스트레스는 우리 몸에서 '화'의 양상으로 나타나는데, 치료에 있어 화를 차가운 성질로 누르는 게 능사는 아닙니다. 차가운 성질의 약재를 과용하면 인체의 활력이 떨어질 수 있기 때문이죠. 몸에 흐르는 기를 조화롭게 만들어 정신을 안정시키는 방법이 오히려 성과가 좋은데 여기에 해당하는 약재가 익지인益智仁입니다. 나중에 나올 산조인처럼 열매가 약인 경우입니다. 이름에서 알 수 있듯 오래 먹으면 두뇌 건강에 좋습니다.

가슴 답답함은 소화가 안 될 때 심해질 수 있습니다. 소화가 안 되면 분해가 덜 된 음식물이 위에 머무르는 시간이 길어져 위가 팽만하게 됩니다. 보통 사람들은 가만히 누워있으면 윗배가 아래로 쑥 들어가지만 위가 팽창된 사람은 누웠을 때 명치 부근이 편평하거나 심지어 솟은 경우가 있습니다. 이런 분들은 '배에 풍선이 들어가 있는 것 같다'라고 표현하시기도 합니다. 팽창된 위는 횡격막을 압박할 수 있고, 이로 인해 가슴이 답답해지고 숨쉬기가 불편해지기도 합니다. 특히 계단을 조금만 올라도 숨이 찹니다. 상복부가 부어있는 느낌은 음식물 적체인 식적食積으로 볼 수 있습니다. 체기가 오래되면 단단한 덩어리처럼 느껴지기도 한데 담과 어혈瘀血이 동시에 쌓인 상황입니다. 육류나 밀가루 음식에 대한 부담이 클 때 이런 증상이 나타나기 쉬운데 이럴 때 좋은 약재가 산사자山査子입니다. 산사자는 산사나무 열매를 말하는데 맛이 시고 떫은 편입니다. 고기 먹고 체했거나 명치가 단단하고 답답한 경우 차로 끓여 드시면 좋습니다.

음식물의 오래된 정체가 있으며 입 냄새가 심해지고 배가 아프고 설사가 자주 나타날 때 활용할 만한 약재는 고량강高良薑입니다. 한자 이름을 보면 알 수 있듯 생강과 식물이며, 위 속에 냉기가 넘치는 증상을 다스려 줍니다.

공황 장애 역시 가슴 답답함의 주된 원인입니다. 심한 경우 가슴이 답답하면서 숨을 잘 못 쉬고 식은땀이 나고 가슴이 심하게 두근거리면서 죽을 것 같다는 느낌을 받게 됩니다. 증상이 발작적으로 심하게 나타나면 일정 기간 입원 치료를 받기도 합니다. 하지만 미리 걱정하실 필요는 없습니다. 그런 경우는 많지 않기 때문입니다. 공황 장애는 장기간 동안 내 인생과 함께하는 질환입니다. 어느 날 갑자기 사라지는 질병이 아니고, 1년 중 일정 기간 심하게 나타났다가 약해진 후 어느 날 다시 심해지는 경향을 보입니다. 공황 발작인 나타나는 빈도가 줄어들면 병이 호전되어 간다고 평가할 수 있습니다. 공황 장애 증상은 역류성 식도염이 있으면 가슴 답답함의 증상이 더 자주 나타나는 경향을 보입니다. 역류성 식도염 역시 만성 질환으로 단기간에 치료되기 어렵고 짧은 기간에 잘 낫지 않아 유발되는 정신적 스트레스가 공황 장애를 유발하거나 증상을 더 심하게 만들 수 있습니다. 어떤 병이든 발병 초기에 사람들에게 유발되는 감정은 불안입니다. 갑자기 허리를 삐끗하여 거동이 어려웠던 경험을 떠 올려보면 자신이 생각한 움직임대로 몸이 움직여야 하는데 그렇지 못합니다. 이때 느끼는 감정이 불안입니다. 병이 생각만큼 빨리 낫지 않고 오래간다면 즉, 만성화되어간다면 불안에서 점점 우울이라는 감정으로 변하게 됩니다. 여기서 더 발전하여 공황 장애가 되기도 합니다. 평소 성격이 예민하고 직장 관련 스트레스가 많은 분이 이런 모습을 보입니다.

종합하면, 가슴 답답함은 정신적 스트레스를 잘 관리해야 호전되는 경우가 많으므로 치료는 심장을 튼튼히 하고 마음을 안정시켜야 합니다. 심장의 심은 한자로 '마음 심心'을 사용합니다. 한의학에서 '심'이라는 장기는 단순히 해부학적인 심장만을 뜻하지 않습니다. 심은 오장육부의 군주라 일컫습니다. 인체의 정상적인 활동을 위해 요체가 되는 장기라는 뜻이며 정신 신경학적인 부분 또한 주관하는 장기가 바로 심입니다. 따라서 심장을 튼튼히 함은 마음을 강하게 하는 것이고, 위장 질환의 치료에 심장은 매우 중요합니다.

마음을 진정시키고 정신을 편안하게 하는 데는 사향麝香만큼 효능을 보이는 것이 없습니다. 사향은 수컷 사향노루의 향낭香囊 분비물을 건조한 검은 성상의 물을 말합니다. 국내 사향노루는 이미 멸종되었고 지금은 전량 러시아에서 수입되고 있습니다. 정품 사향은 식약처에서 엄밀한 검수를 거친 후 일련번호가 적힌 정품 스티커를 발부합니다. 정품 스티커가 부착되지 않은 제품은 진품이 아니라는 이야기입니다. 식약처의 검사 항목을 자세히 살펴보면, 먼저 가루 형 태의 성상을 살피고 건조 함량을 조사하고 마름모꼴 결정이며 구슬 모양인지 확인합니다. 이후 노란색, 청자색 형광을 확인하고 주요 성분인 L-무스콘의 함량을 분석하게 됩니다. 합격품의 L-무스콘은 2.0% 이상 함유되어 있어야 합니다. 사향은 온몸의 막힌 혈도穴道를 신속하게 뚫어주는 역할을 하고 특히, 가슴속의 뭉친 것을 풀어주 는 작용이 강합니다. 그래서 우울증, 불안증, 공황 장애, 화병처럼 가 슴에 울화鬱火가 쌓였을 때 이를 풀어주는 작용을 합니다. 사향이 함 유된 대표적인 약이 공진단입니다. 공진단 처방엔 사향이 포함되어 있습니다. 시중엔 사향이 포함되어 있지 않은 유사 공진단(식품에 선 공진단이란 이름을 함부로 사용할 수 없음)이 유통되지만 사향이 함유된 공진단만큼 마음을 안정시키는 효능을 기대할 수 없습니다. 따라서 공진단을 드시려면 반드시 사향이 들어간 것을 드시길 추천 합니다.

11 불면증

잠 못 자는 것만큼 고역이 없습니다. 잠을 못 자게 되면 다음 날 점심 이후부터 찾아오는 극심한 피로를 견디기 힘듭니다. 운전이나 공부, 회사 업무 등 집중이 안 되니 업무 효율이 떨어지고 위험한 일 을 하시는 분들에겐 항상 사고의 위험이 도사리게 됩니다.

'잠이 보약이다'라는 말이 있습니다. 직장인들은 작업 능률을 올리기 위해 점심시간에 20분에서 30분 정도의 짧은 취침이 도움이 되기도 합니다. 하루 업무를 오전과 오후로 나누어 일의 효율을 높이기 위함입니다. 더운 나라에서 오후 낮잠을 뜻하는 '시에스타 la siesta' 역시 잠으로 몸을 재충전하는 효과가 있습니다. 자는 동안에는 우리 몸의 장기들 역시 휴식을 취합니다. 종일 열심히 일했기 때문입니다. 잠들기 전 야식이 건강에 좋지 않은 이유도 밤늦게 섭취한 음식물이 제대로 분해, 흡수되지 못하고 위장에 오래 머무르기 때문이며 위장에 음식이 오래 머무르면 역류성 식도염, 위염 등 거의 모든 위장 질환의 원인이 됩니다.

불면증은 수면 장애라고도 불립니다. 뜬눈으로 밤을 지새울 정도거나 얕은 잠을 자는 것 모두 불면증입니다. 자고 나도 잔 것 같지 않은 상태가 바로 불면입니다. 입면기가 길어지고, 중간에 자주 깨기도 하고, 자고 나서 생각도 안 나는 꿈을 자주 꾸는 것도 불면의 증상이라 할 수 있습니다.

위장 질환이 있으면 잠이 잘 안 옵니다. 잠을 못 자는 것 자체도 문제이지만 수면 부족으로 다음 날도 피로가 가시지 않고, 낮 동안에 졸리고 일의 집중력이 떨어지는 게 더 문제일 것입니다. 오늘도 못 자고 내일도 못 자고 이렇게 반복되면 만성 피로로 이어지는 건 불을 보듯 뻔합니다.

역류성 식도염 환자들에겐 불면증이 더 많이 나타나고, 증상은 없고 진단만 받은 사람에 비해 증상이 있는 역류성 식도염 환자들이 수면시간이 더 짧습니다. 증상 때문에 잠을 못 주무시는 일이 나타나기 때문입니다. 기능성 소화 불량이나 위궤양, 장염 등 기타 위장병 환자들에게서도 수면 장애가 나타납니다. 수면제와 같은 정신 신경계 약물에만 의존하지 말고, 선행된 위장 질환을 먼저 치료받으시는 것이 좋습니다.

갱년기에도 잠이 잘 안 오는 경우가 많습니다. 실제로 40대 이상 불면증 여성들을 진료해보면 악몽까지는 아니어도 꿈을 많이 꾸거나 잠이 들 때까지 걸리는 시간이 길고 수시로 가슴 두근거림을 호소하는 경우가 많습니다. 가슴이 너무 두근거리면 잠이 안 옵니다. 원래 스트레스를 잘 받고 불안이나 우울 증상이 있는 경우(스트레스를 잘 받는 여성 중 일부는 스트레스를 받을 일이 전혀 없다고 말하는 등 회피 성향을 보이기도 합니다만 잠재된 불안 인자가 있음)나 폐경으로 불면 증상이 더 심해진 경우에 심장 증상을 더 심하게 만들 수 있습니다. 따라서 폐경 전에 미리 심리적 안정을 위한 다각적 노력이 필요합니다. 예를 들어 요가, 필라테스, 에어로빅, 수영, 걷기 등의 유산소 운동과 음악 감상 등을 생활화하시면 좋습니다.

잠을 잘 못 주무시는 이유를 다시 정리하면 다음과 같습니다.

☑ **신경과민** 낮에 생각과 고민이 많아 밤에 잠을 이루지 못합니다. 알 수 없는 불안에 시달리는 분들도 잠이 안 옵니다.

☑ **갱년기** 갱년기엔 몸의 진액이 부족하여 화가 위로 올라와 잠이 안 옵니다. 얼굴이 쉽게 붉어지고 상체에 열이 많아 잠을 이루기 힘듭니다. 열대야로 잠 못 자는 것과 비슷합니다.

- ☑ **심장 약함** 소음인 체질은 물론 평소 심장이 약하면 가슴이 두근거리고 잠이 안 옵니다. 태음인과 소양인도 심장이 약한 경우가 있습니다.

- ☑ **소화 불량** 특히 음식이 식도에서 위로 잘 넘어가지 않는 분들이 잠이 안 옵니다. 저녁 식사를 좀 일찍 하시고 식사 후 섭취한 음식물을 소화한 후 주무시는 것이 증상 해소에 도움이 됩니다. 그러니 저녁 식후 걷기 운동을 꾸준히 하시기 바랍니다.

잠 안 온다고 술을 자주 마시면 될까요? 잠을 자기 위해 소주나 포도주를 한 잔씩 드시면서 주무시는 분들이 계십니다. 이는 알코올 의존성으로 이어지기 쉽고 점점 더 많은 양의 술을 마셔야 잠을 잘 수 있게 됩니다. 술을 장기적으로 복용하면 알코올성 지방간이 유발되고, 간 수치가 상승하기도 하는데, 이는 심장 약화로 인한 심장 발작의 가능성 증가 및 간세포의 파괴를 의미합니다. 술 마시는 대신에 새끼손가락 바로 밑을 같은 쪽 엄지손가락 손톱으로 눌러주면 긴장이 완화되고 숙면에 도움을 줍니다.

잠이 안 올 때는 산조인과 연자육(蓮子肉)을 같이 끓여 드시면 좋습니다. 산조인은 멧대추를 말하는데, 살짝 볶은 후 사용하시면 좋습니다. 연자육은 연꽃 씨를 말합니다. 2가지 약재 모두 심장을 안정시켜 마음을 편하게 해주는 원리로 불면증을 치료하게 됩니다. 불면증을 치료하시어 낮에 더욱더 활력 있는 삶을 얻으시길 바랍니다.

잠이 잘 안 오면서 몸이 잘 붓는다면 유백피榆白皮를 끓여 드시는 것이 도움이 됩니다. 느릅나무의 껍질을 말하며 유근피라고도 불립니다. 대소변 모두 시원치 않을 때 좋고 비염과 코골이를 치료합니다.

불면증에는 소부少府혈과 신문神門혈을 지압하시면 좋습니다. 소부혈은 손을 똑바로 편 상태에서 가볍게 주먹을 쥐었을 때 새끼손가락 끝이 손바닥에 닿은 지점이고, 신문혈은 손바닥을 넓게 폈을 때 손목 주름 바깥쪽에 움푹 들어간 지점입니다.

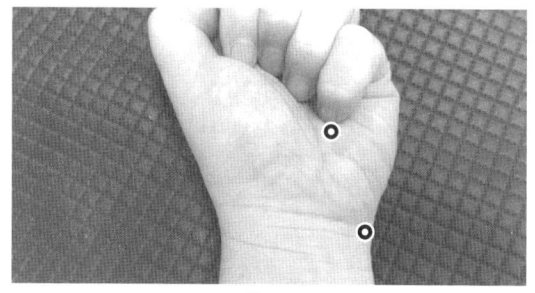

소부혈, 신문혈

12. 갱년기에 좋은 콩, 주의할 점은?

위장이 좋지 않은 분 중엔 '난 예전부터 고기는 안 좋아해서 단백질 보충 목적으로 콩을 주로 먹어요'라고 말씀하시는 분도 있긴 합니다. 특히 콩은 갱년기에 좋은 식품으로도 잘 알려져 있습니다. 특히 갱년기 여성에 콩이 좋다는 얘기는 들어보셨을 것입니다. 콩에는 식물성 에스트로젠이 풍부하게 함유되어 있기 때문입니다. 그리고 콩에는 레시틴이라는 유용한 성분이 들어있습니다. 레시틴은 인지질 복합체로 중년 여성의 피로와 갱년기 증상에 도움을 줍니다. 콩은 혈압도 낮추는 작용을 하는데, 콩을 드실 때 주의할 사항이 하나 있습니다. 소화 장애를 유발할 수 있습니다. 배꼽 주변 아랫배에 가스가 잘 차는 분은 용량을 줄이거나 절제하시는 것이 좋다는 점입니다. 이유는 콩 종류(된장, 청국장, 두부 포함)가 하복부 가스 창만을 유발하여 분해된 음식물이 소장이나 대장으로 내려가는 데 어려움을 주기 때문입니다. 가스가 잘 차지 않고 소화가 잘 되는 분은 별 무리 없이 섭취하시면 됩니다.

  위가 좋지 않은 분은 주로 두부처럼 부드러운 종류로 식사를 하시게 됩니다. 위에 부담을 덜 주는 것이 사실입니다. 그런데 위의 출구를 지나면 소장으로 넘어가 팽만감을 유발합니다. 배꼽 주변을 만졌을 때 뭉쳐있거나 가만히 누워있는데 윗배보다 아랫배가 솟아있다면 복부 창만이 나타난 것입니다. 평소 콩이 들어간 밥을 드시거나 된장, 청국장에 밥을 말아 드시는 습관이 있다면 당장 중단하시기 바랍니다. 기름이 많은 음식 역시 하복부 가스 팽만을 유발하니 절제하는 것이 좋습니다. 아랫배가 더부룩하고 부어있다면 양 손바닥을 비벼 열이 나게 한 다음 배꼽 주변을 시계 방향으로 마사지해 주시거나 더운물을 적신 수건을 하복부에 올려 따뜻하게 해주시면 도움이 됩니다. 매일 일정한 시간에 반복해서 실시하면 좋습니다.

13. 입과 혀가 자주 마르시나요?

가을이나 겨울은 상대적으로 건조한 계절입니다. 따라서 입안이 건조해지기 쉽습니다. 갱년기 여성이 많이 호소하는 증상이 구강 건조증입니다. 입과 혀가 마르는 느낌이 들고, 입안이 화끈거리거나 통증을 호소하기도 합니다. 갱년기엔 아무래도 여성 호르몬 수치가 떨어지고 침 분비 역시 줄어드는 경향을 보입니다. 갱년기 구강 건조는 여성 호르몬 감소와 직결되어 있습니다.

입과 혀가 자주 마르는 분의 혀 상태를 보면 혀 중앙 부분이 갈라져 있는 경우가 많습니다. 질 건조증과 음부 가려움증 역시 같은 맥락에서 이해하시면 됩니다. 혀가 갈라지고 혀의 색이 딸기처럼 붉은 경우 입안이 건조함을 지나 화끈거림을 느끼기도 하고 더 진행되면 혀 끝부분의 통증이 심해지게 됩니다.

모두 갱년기가 되어 몸의 진액이 부족해지면 나타나는 증상이고, 한의학에선 진액 부족을 음허陰虛라고 합니다. 음陰이 허하면 열이 상체로 오르게 되는데 이를 음허화왕陰虛火旺이라고 부릅니다. 여기에 위장에 열이 있다면 상체로 열이 올라오는 증상이 더 심해집니다. 상부로 올라온 열은 입안을 건조하게 할 뿐 아니라 혀에 설태를 부족하게 하며 입안의 붉은색을 선명하게 만듭니다.

입과 혀가 마르고 건조하고 특히 혀가 갈라진 분은 마를 꾸준히 복용하시면 좋습니다. 혀 갈라짐이 심하여 미국의 그랜드캐니언 같은 대협곡처럼 보일지라도 짧으면 2년 길면 3년간 꾸준히 갈아 드시면 몸의 진액이 보충되고 혀 갈라짐이 메워질 수 있습니다. 마는 무리한 육체 활동이나 큰 병을 앓은 후 몸이 마르고 피곤한 증상을 치료할 목적으로 사용하며, 뭔가 하고자 하는 의욕을 높이는 효과가 있습니다. 다만 위장 장애가 없어야 꾸준한 섭취가 가능합니다. 한 번에 많이 드시거나 장기 복용 시 위장에 부담을 줄 수 있기 때문입니다. 일부 체질에선 마를 복용하고 나면 얼굴이 붉어지고 붉은 발진이 나는 등 피부염이 나타나는 경우가 있으니 주의할 필요도 있습니다. 위장이 약하더라도 최소한 쌀밥을 드실 수 있는 정도는 되셔야 합니다. 마는 소화가 잘 되면서 속 쓰림을 자주 겪는 분에게는 위 점막 보호 효과가 있습니다.

갱년기에 석류 주스를 드시는 경우가 많습니다. 석류는 갱년기에 인후가 건조하고 입안이 마르는 증상을 해소하는 데 도움을 주는 건 사실이지만 장기 복용 시 폐의 기운을 상하게 할 수 있으니 일정 기간 드신 후 좀 쉬었다가 다시 드시는 방법을 이용하시면 좋습니다.

14 마음 어딘가 허전하거나 우울하세요?

갱년기에 이르면 여러 심리적 변화를 겪게 됩니다. 이유 없는 짜증과 불안 그리고 우울감 등이 나타날 수 있습니다. 곰곰이 생각해 보면 우리 몸 상태가 정상이 아닐 때 이런 감정 변화가 잘 일어나게 됩니다. 갱년기엔 특히 여성 호르몬 부족이 심리 상태 변화의 주된 원인입니다. 여성 호르몬제나 주사를 맞아 이를 보충할 수도 있겠지만 한약 제제와 같은 천연물이 갱년기 여성의 우울과 불안에 대한 개선 효과가 있습니다. 펜넬(한약명으로는 회향)은 갱년기 여성에게 특별히 우울과 불안을 경감시켜줍니다. 펜넬은 농축액을 이용한 향기요법으로도 많이 쓰이고, 심신을 안정시키는 효과가 있습니다. 농축액을 베개에 한두 방울 뿌리고 주무시면 숙면에도 도움을 줍니다.

갱년기에 이르지 않은 나이에도 우울증이나 불안증이 많이 나타나는데, 마음이 허전한 사람치고 소화기가 튼튼한 사람이 없습니다. 그런데 소화기를 튼튼히 하면 마음이 편해질 수 있습니다. 소화기가 좋아진다는 것이 인체 컨디션이 좋아짐을 의미하는 것이기 때문입니다.

위장의 분해력이 좀 약하다고 생각하신다면 식후 걷기 운동을 시작하는 것도 좋습니다. 걷는 거리는 중요하지 않습니다. 본인의 체력이 약하다면 하루 10분 정도로 가볍게 시작하시고, 체력이 좋은 분이라면 1시간까지는 걸으셔도 좋습니다. 다만, 걷기 운동도 너무 지나치면 만성 피로로 이어질 수 있으므로 주의해야 합니다. 만성 피로는 자칫 의욕 저하로 이어질 수 있기 때문입니다. 뭐든지 너무 지나치면 좋지 않습니다.

위에서 언급한 펜넬 외에도 갱년기 우울감을 완화하는 약재는 많습니다. 그중에서도 우리가 일상생활에서 흔하게 복용하기 쉬운 재료로 계피와 생강을 추천합니다. 둘 다 따뜻한 약성을 지니고 있어 소화기가 약하여 손발이 항시 차가운 사람에게도 좋고, 진정 작용이 있어 심리적으로 이완하는 데 도움을 줍니다.

정리하자면 인체 컨디션을 원활하게 만들면 정신 기능도 좋아집니다. 건강한 신체에 건강한 정신이 깃드는 법이기 때문입니다.

15   갱년기, 우리 몸에서 가장 중요한 장기는?

 앞서 말씀드린 바같이 젊은 시절 소화가 잘 되던 분도 나이가 들면 위장 기능이 떨어질 수밖에 없습니다. 나이가 들면 몸의 대사 기능이 떨어지기 때문입니다. 대사 기능이란 외부로부터 섭취한 음식물을 분해하고, 탄수화물, 지방, 단백질 등의 영양소를 흡수하여 우리 몸에 에너지를 만들고 이를 이용하여 생명 활동을 유지하는 일련의 과정을 말합니다. 대사 기능이 떨어지면 음식물 분해 속도가 느려집니다. 그만큼 음식으로부터 영양물질을 흡수하기 힘들어지고 폐에서 공급된 신선한 산소와 더불어 혈액을 통해 온몸 구석구석 전달되지 않게 됩니다. 그러면 위장의 운동성이 떨어지고 역류성 식도염이나 위염 같은 질환이 유발되거나 더 심해지게 됩니다.

 우리 몸은 오장육부五臟六腑로 이루어졌습니다. 오장육부 중 중요하지 않은 장기가 없겠지만, 혈액을 온몸 구석구석 전달하는 데 관여하는 장기는 심장입니다. 특히 갱년기에 있어 가장 중요한 장기가 바로 심장입니다. 심장은 예로부터 군주지관君主之官이라 하였습니다. 군주가 되는 장기란 뜻이며 그만큼 우리 인체의 생명 에너지를 공급하는 기관이라는 의미입니다. 심장에서 인체의 모든 장기나 세포, 조직에 혈액을 공급하기 때문에 심장 기능이 떨어지거나 문제가 발생하면 각 장기에 허혈성虛血性 손상이 오게 됩니다. 허혈이란 기관이나 조직에 필요한 만큼의 혈액이 충분하지 못하다는 뜻으로 산소와 영양분이 혈액을 통해 운반되기 때문에 혈액이 충분하지 못한 부위의 세포는 곧 사멸하게 됩니다. 뇌경색으로 뇌 부분의 허혈이 오면 손상된 뇌세포를 다시 살릴 수 없어 영구적인 기능 장애를 수반할 수 있습니다.

갱년기에 가장 약해지기 쉬운 장기가 바로 심장입니다. 폐경은 관상 동맥 질환(심장을 둘러싼 왕관 모양의 혈관을 관상 동맥이라 부르고, 여기에 허혈이 나타나면 협심증이나 심근 경색 유발 가능) 발명률을 높일 수 있습니다. 특히, 폐경이 되면 심장 질환이 생길 확률이 증가합니다. 이는 폐경 전이라도 갱년기 증상이 나타나는 시점부터 심장을 튼튼하게 만드는 치료를 적극적으로 받아야 하는 근거입니다.

평소 유산소 운동(요가, 수영, 걷기 등)을 생활화하시고, 기름진 음식과 액상 과당이 많이 함유된 탄산음료나 즉석식품을 제한하시는 게 좋습니다. 이들 식품은 비만을 유발하고 혈중 지질을 높여 심장병 발병률을 높이기 때문입니다.

역류성 식도염, 위염, 기능성 소화 불량과 같은 위장병도 일시적인 증상 완화만 해서는 그 효과가 오래가지 않습니다. 심장이 튼튼해져 심장에서 신선한 영양분이 위장으로 원활하게 공급되고, 위장의 운동이나 흡수 기능이 더 원활해진다면 위장 질환도 더 잘 나아지게 됩니다. 심장 질환을 예방하려면 혈관의 동맥 경화를 예방해야 합니다. 동맥 경화는 고령의 비만 체형의 분들에게 많이 볼 수 있지만, 술과 담배를 선호하고 스트레스를 많이 받는 30대에게도 드물지 않게 나타납니다. 동맥 경화는 처음부터 혈관 벽이 두껍고 단단해지는 것이 아니라 먼저 콜레스테롤과 같은 혈액 내 노폐물이 쌓여 피가 걸쭉하고 피의 흐름이 느려지면서 혈관 벽에 침착하면 혈전이 유발될 수 있습니다. 혈전은 스트레스와 알코올, 담배 등으로 혈관 벽에 상처가 나고 치유되는 과정에서 염증이 생기고 혈관 벽이 두꺼워지고 탄력을 잃게 되면 혈관이 좁아지게 되는 것입니다. 따라서 평소 기름진 음식을 피하고 고기는 삶아서 드시고 술, 담배는 안 하는 것이 좋겠습니다.

심장은 다른 장기와는 다른 특징적인 현상이 있는데, 바로 리듬입니다. 심장 리듬을 맥박이라고 하는데, 맥박이 불규칙한 증상을 부정맥이라고 합니다. 부정맥은 분당 100회 이상 뛰는 빈맥성頻脈性 부정맥, 60회 이하로 느리게 뛰는 서맥성徐脈性 부정맥 증상이 있습니다. 또한, 심장 리듬이 간혹 한번씩 쉴 때도 있습니다. 심장 리듬을 불규칙하게 만드는 대표적인 악화 인자가 바로 커피입니다. 심장 리듬이 불규칙한 사람은 카페인이 함유된 다른 식품들도 피하는 것이 좋습니다. 심장 리듬을 불규칙하게 만드는 또 다른 인자는 우울증과 공황 장애 등의 정신 질환입니다. 이들 질환이 잘 관리가 안 되면 심장 리듬은 계속 불규칙하고 그 기능이 날이 갈수록 감퇴하게 되므로 평소 걷기 운동과 음악 감상을 생활화하면 정신 질환 개선에 좋습니다.

심장을 강화하고 리듬을 안정시키는 데 좋은 약재로는 감초甘草가 있습니다. 감초를 물중탕으로 끓인 꿀과 함께 프라이팬에 누렇게 될 때까지 볶은 것을 자감초炙甘草라 하는데요. 자감초는 예전부터 가슴이 두근거리고 심장 리듬이 불규칙한 경우에 많이 활용되었습니다. 차로 끓여 드시면 좋지만 너무 많이 오래 복용하면 부종이 생길 수도 있으니 주의할 필요가 있습니다.

16. 얼굴 열감과 홍조

얼굴 열감이 있어 자주 후끈거리거나 얼굴에 홍조가 있는 분들이 많습니다. 얼굴에 열감이 있다고 해서 몸 전체의 체온이 올라가는 것은 아닙니다. 체온은 대부분 정상일 것입니다. 안면 홍조는 햇볕 알레르기가 있는 경우에 더 심해집니다. 지구온난화와 오존층의 파괴로 우리가 접하는 자외선과 적외선의 세기가 더 세어진 것이 원인입니다. 이제는 계절과 일조량에 상관없이 외출 시 언제나 선크림을 발라야 하는 세상입니다.

내부 원인은 바로 몸 안의 진액이 부족한 것입니다. 진액은 우리가 일상생활의 에너지원이자 대사를 통해 얻은 영양물질 그리고 원기의 근본이 되는 물질을 모두 이르는 말입니다. 진액은 음이라고 하는데, 음이 부족하면 화가 왕성해집니다. 이를 음허화왕이라 합니다. '화'는 상승하는 성질을 가지고 있으므로 얼굴에 열감이 나고 얼굴에 홍조를 띠는 것입니다. 이런 증상은 여성에겐 폐경 이후에 많이 나타나는 증상이지만, 남녀노소를 막론하고 수면을 충분히 취하지 않고 과도하게 일할 때 나타날 수 있습니다. 이럴 때 원인을 알 수 없는 허리 통증이 나타나기도 합니다. 허리가 자주 아프고 다리에 마비감이 들 때는 해동피海桐皮를 활용할 수 있습니다. 엄나무 껍질을 약으로 사용하며 피부염에도 좋습니다.

가임기 여성에게 이런 증상이 오래 나타나면 향후 불임이나 난임의 원인이 되기도 합니다. 몸의 진액 부족은 여성의 자궁 발육을 부진하게 만들 수 있기 때문입니다. 진액을 보강하려면 음액陰液을 보강하는 약재를 많이 쓰는데 대표적인 약재가 숙지황熟地黃과 하수오何首烏입니다. 이들 약재를 집에서 끓여 차로 드시면 얼굴 열감과 안면홍조 증상 개선에 도움을 줄 수 있지만 너무 많이 드시면 소화 불량이나 설사를 유발하므로 주의를 기울여야 하겠습니다. 이때 설사를 예방하려면 보리밥을 드시는 것이 좋습니다. 보리는 대맥大麥이라 부르는데, 기를 증진시키고 소화기를 조화롭게 하며 설사를 멎게 하는 작용이 있기 때문입니다. '보리밥 먹는 사람 신체 건강해'라는 노래 가사도 있죠?

소화에 대한 부담을 줄이면서 진액을 보강하는 약재는 산수유山茱萸를 차나 음료로 드시면 좋습니다. 전립선이 약하여 소변을 자주 보는 남성뿐 아니라 어지럼증을 자주 느끼면서 귀가 먹먹하여 잘 안 들리고 코가 막히는 남녀 모두에 좋습니다.

몸 안에 열이 많아지면 혈액의 흐름이 정체되어 근육과 뼈가 약해지고 피부가 약해지기 쉽습니다. 이럴 땐 돼지고기를 드시면 좋습니다. 돼지고기는 기본적으로 성질이 차고 기운을 콩팥까지 끌고 내려갑니다. 지방질이 많아 살을 빨리 찌우는 데는 도움이 되지만 약 기운을 약하게 만들기도 합니다. 그래서 한약 복용 시 돼지고기를 금한다는 얘기가 있는 것입니다. 하지만 이는 오랫동안 먹을 때에 적용되는 얘기이므로 적당히 드시면 별문제 없습니다.

가슴이 답답하고 열감이 있으면 정신이 맑지 않게 됩니다. 이때 여주가 좋습니다. 여주는 혈당 관리에 좋다고 알려져 있는데 체내 과잉 누적된 열로 유발된 당뇨 치료에 좋습니다. 열이 많아지면 혈액의 점도도 높아지고 노폐물이 증가합니다. 그러면 일상적으로 분비된 인슐린으로 감당하지 못한 상태가 되는데 예전엔 이를 소갈消渴이라 불렀습니다. 몸이 마르고 갈증이 잘 나는 몸 상태를 말합니다. 얼굴빛이 어둡고 탁할 때 여주를 드시면 얼굴이 맑아집니다.

얼굴의 열감을 내리는 데는 박과 식물인 하늘타리의 열매를 드시면 좋은데 심장과 폐를 윤택하게 하고 손과 얼굴의 주름을 개선합니다.

17 등, 어깨 아픔, 갈비뼈 아래 통증, 명치 아픔을 동반한 역류성 식도염과 위염

가슴이 답답하거나 소화가 잘 안 되는 증상이 계속되면 내과를 방문하여 내시경 검사를 받게 됩니다. 역류성 식도염은 목 이물감과 위산 역류, 가슴이 화끈거리거나 답답함 등 아픈 증상이 나타납니다. 보통 식도염 진단을 받으면 제산제 처방을 받아 복용하시는 경우가 많은데, 위산 과다가 현저한 경우에는 효과가 있습니다만 너무 장기적인 복용은 위장 자체의 소화 기능을 더 떨어뜨리는 경우가 많으므로 되도록 기간을 정하고 증상이 심할 때만 복용하시는 것이 좋습니다. 제산제 복용 후 목 이물감이나 기타 증상이 호전될 때 이제는 다 나았다고 생각하시고, 육류나 빵 등을 드셔서 다시 증상이 심해지기도 하는데 이는 재발할 여지가 많고 병이 오래갈 수 있음을 암시하는 상황입니다. 이럴 땐 원래보다 증상이 더 심한 경우가 많으며, 상복부 쓰림이 더 심해질 수 있습니다. 진맥을 보면 위장 맥이 부맥浮脈 즉, 떠 있는 경우가 많은데, 염증을 나타내는 맥상脈象입니다. 목과 어깨가 결리기도 하고, 식후 더부룩하고 누르면 불편하고 갈비뼈 하단이 뻐근하기도 합니다. 이때는 위장의 운동 기능이 많이 떨어지고 하복부가 차가운 경우가 많으므로, 계내금鷄內金 가루를 프라이팬에 약간 누렇게 될 때까지 볶은 후 2g 정도 드시면 도움이 됩니다. 계내금은 닭의 모래주머니를 말린 약재로 위장의 운동 기능을 개선합니다. 생활 습관 개선(책 부록 참조)과 더불어 꾸준히 복용하면 명치를 눌렀을 때 불편함이 점차 감소하게 되고, 처음에 죽만 먹을 정도로 심한 사람도 점차 단단한 밥을 드실 수 있게 됩니다.

명치 아래가 팽창된 느낌이 있으면 자소엽紫蘇葉을 드시면 좋은데, 차조기의 잎을 말린 것을 약재로 활용하며 가슴에 담이 몰려 답답한 기운을 아래로 내려보내는 작용이 있고 생선과 육류의 냄새를 제거하므로 요리할 때 쓰셔도 좋습니다. 차조기의 씨앗은 자소자紫蘇子라 부르는데 식후 속이 더부룩하면서 잔기침이 멈추지 않는 증상이 자주 나타날 때 복용하면 도움이 됩니다.

소화 기능이 좋아지면서 목과 어깨의 긴장도가 완화되면 통증이 덜하고 등 아픔도 점차 사라지게 됩니다. 한의원에서 주 1회에서 2회 침 치료를 병행하면 위장 운동을 향상하는 데 더 효과적입니다. 그리고 치료 기간 중 좀 나아진다고 하여 빵이나 라면 등을 갑자기 드시면 안 됩니다. 이런 경우 증상이 그전까지는 아니어도 다시 심해질 수 있습니다. 음식은 서서히 늘리며 변화를 주는 것이 중요합니다. 처음에 죽만 드실 수 있는 경우 좀 나아지면 죽에 밥을 좀 말아 드시고, 이후 밥에 반찬을 좀 늘려 드시면 됩니다. 더 나아진다면 살코기나 삶은 고기 위주로 육류 섭취를 늘리시면 이후에는 구운 고기를 드실 수 있습니다. 육류 섭취까지 온전하다고 판단되면 라면, 국수를 절반 정도 드시고 괜찮으면 빵이나 떡 종류를 드시면 됩니다. 이 과정을 절대로 서둘러 실시하면 안 되고 1주일 정도의 기간을 두고 평가하시기 바랍니다.

마른 위장병 환자분들의 경우 위장 기능이 좋아진 이후 식욕이 증가하고 영양 흡수가 잘되어 살도 찌기도 합니다. 위장 질환을 앓은 지 얼마 안 됐거나 혹은 15년 이상 속이 좋지 않았다면 아침 식사를 거르는 게 습관이 되기도 합니다. 아침 음식 자체가 분해가 안 되면 점심때에 배가 고프지도 않고 소화도 잘 안 됩니다. 위가 약해 소화가 안 되고 영양이 부실하다면 붕어를 순채 나물과 함께 죽이나 국을 만들어 드시면 좋습니다. 마른 분이 살찌려면 쏘가리와 조기가 좋습니다. 맵지 않게 지리로 드시면 위장에 부담을 덜 줍니다.

소화 기능이 좋지 않은 분의 혀 상태를 보면 흰색 설태 즉, 백태가 많이 끼어있습니다. 백태가 두껍고 흰색이 선명할수록 위장 기능이 더 좋지 않고 오래되었다는 증거입니다. 백태가 많이 끼면 몸이 항상 찌뿌둥하고 무겁고 머리도 맑지 않습니다. 또한, 입 냄새가 심하게 나기도 하고 잦은 트림이 있는 경우 내시경상 보통 위염을 진단

받게 됩니다. 위장 부위 음식 적체를 해소하는 치료가 필요한데 이런 경우 나복자羅葍子가 도움이 됩니다. 나복자를 프라이팬에서 약간 누렇게 될 때까지 볶은 후 3g씩 드시면 좋습니다. 나복자는 무씨를 건조한 것인데, 위장에 적체된 음식물의 분해를 도와주는 효능을 가지고 있습니다.

제산제를 2년 이상 드시고도 속 쓰림과 소화 불량이 나타나면서 우측 갈비뼈 하단이 아프면 CT 검사나 초음파 검사를 받아볼 필요도 있습니다. 대개 만성 위염이나 역류성 식도염 환자들이 갈비뼈 하단이 그득하고 뻐근할 때가 많습니다. 사실 왼쪽 갈비뼈 하단이 뻐근한 경우가 많습니다만 우측 갈비뼈 하단이나 아프거나 양쪽 통증도 드물지 않게 나타납니다. 그런데 한쪽 특히, 우측만 아프시다면 간, 담, 췌장 등에 해부학적 이상이 있을 가능성도 있습니다. 치료를 통해 속 쓰림이 좋아지면 갈비뼈 아래 그득함이 사라지게 되며 소화가 잘되면 나아가 숙면도 취하고 피로도 풀리는 경향을 보입니다. 제산제는 치료 초기에는 쓰림이 너무 심하다면 드시다가 증상의 호전과 더불어 줄여나가시는 게 좋습니다. 속 쓰림엔 오적골烏賊骨을 3g 정도 복용하시면 좋습니다. 오적골은 갑오징어의 뼈를 말합니다. 갑오징어 초무침도 맛있지만 뼈도 잘 챙기시어 건조한 후 속 쓰림이 나타날 때마다 복용하시면 좋습니다. 밤마다 속이 쓰리다면 주무시기 전에 드시면 좋을 것입니다.

명치 아래가 주로 쓰려 통증이 나타날 때는 식사하는 게 부담이 될 수 있습니다. 이런 경우엔 생선회(생선의 종류와는 상관없이)를 자주 드시면 좋습니다. 생선회는 후두부에 걸린 이물감을 해소하는

데도 도움을 줍니다. 이때 생강이나 겨자를 같이 드시면 좋습니다.

　업무나 기타 정신적 스트레스가 원인으로 위장 운동이 저하된 경우, 심리적 안정을 위해 원지 4g을 물에 끓여 드시면 좋습니다. 원지는 뿌리를 약으로 사용하는데, 마음을 편하게 하고 정신을 안정시키는 작용이 있으며 성기능 장애가 있는 남성에게도 일정 부분 효과가 있습니다. 또한, 소화력이 저하되고 남성 기능 역시 저하된 경우엔 노니를 드시면 좋습니다. 또한, 염증을 해소하는 작용이 있어 위염이나 식도염 증상을 개선하니 주스나 차로 꾸준히 드시면 됩니다.

　참고로 전중膻中혈을 꾹 눌러주시면 좋은데 양 유두와 가슴 정중앙이 만나는 지점을 말합니다. 손가락이나 지압 봉을 이용해 해당 혈 자리를 꾹 눌렀다 떼는 방법으로 지압을 하시면 가슴 답답, 흉통, 마음의 안정에 도움을 줍니다. 전중혈은 평소 스트레스가 많거나 화병이 있는 경우 손가락으로 살짝만 눌러도 아픕니다. 이 부분을 부드럽게 풀어주어야 합니다.

　남성 성기능 장애 얘기가 나와 더 이야기해보자면 성기능 장애는 음경 발기가 잘 안 되거나 지속 상태가 떨어지고 몽설夢泄이 나타나기도 합니다. 한편 일상의 피로감이 깊어지고 얼굴 피부 빛이 어두워지며 복부 아래가 언제나 차갑기도 합니다. 결혼 전 남성이 이런 증상이 계속되면 불임의 원인이 되기도 합니다. 성기능 장애엔 예전부터 해구신海狗腎이 좋다고 알려져 있습니다. 해구신은 물개의 음경이며 신라의 특산품이기도 했습니다.

　성기능 개선에 잘 알려진 약재로 음양곽淫羊藿을 들 수 있습니다. 원줄기에서 세 개의 줄기가 갈라지고 세 개의 잎이 달려 삼지구엽초라 부르는데, 남성 불임 치료에 많이 처방합니다. 중년 이후 건망증의 해소에도 좋으며 술로 담가 가끔 드시는 것도 도움이 됩니다.

손발이 차면서 혈압이 90/60 mmHg 정도로 낮은 경우, 앉았다 일어설 때 현기증이 유발되기도 하는데, 이 역시 위장 기능이 떨어져 나타나는 현상입니다. 이는 소화 흡수력 저하로 인해 우리가 섭취한 음식물의 영양물질이 피가 되는 과정이 잘 안 되는 결과라 보시면 됩니다. 손발이 차고, 혀에 백태가 많이 끼는 증상이 동반됩니다. 체질상 부작용이 없다면 인삼人蔘이나 홍삼紅蔘을 병행 복용하시면 효과가 좋습니다. 인삼과 홍삼은 기가 허한 것을 보하고 인지 기능을 높이고 폐 기관지가 좋지 않아 유발된 가래를 없애며 딸꾹질을 잘하는 증상을 치료합니다. 인삼이나 홍삼이 잘 안 맞으면 복용 후 가슴이 답답하고 열이 나면서 얼굴이 붉어지고 갑자기 두통과 현기증 등의 증상이 나타납니다. 인삼 복용 후 설사가 난다면 용량을 좀 줄일 필요가 있는데, 인삼에 포함된 사포닌이 설사를 일으키는 성분이기 때문입니다. 보통 하루 4g 이내가 권장량입니다.

소양인처럼 인삼이 몸에 잘 맞지 않는 경우, 예를 들어 인삼을 먹으면 얼굴이 벌게지며 혈압이 오르고 가슴이 두근거리고 답답하다면 홍합을 드시면 좋습니다. 홍합은 예로부터 오장을 보하고 허리와 다리를 튼튼하게 하는데 소화가 잘 안 되어 배가 뭉치는 증상을 해소하고 남성의 경우 음경의 발기를 돕는 효능이 있습니다. 홍합을 삶거나 탕으로 드시면 좋습니다.

속이 답답하고 명치가 아프고 트림을 자주 한다면 거의 모든 음식물이 다 소화가 잘 안 됩니다. 특히 역류성 식도염에서 등 통증은 경중의 차이가 있고, 목 이물감은 거의 있는 편입니다. 역류성 식도염의 치료는 우선 위에 초점을 맞추어 치료하는데, 위 기능이 정상화되어야 위와 식도의 접합부의 괄약근이 덜 헐거워져 위산 역류를 줄이기 때문입니다. 따라서 목 이물감의 해소는 위장의 운동이나 분해 능력이 호전된 후 나타나게 됩니다. 아침마다 목이 잠기면서 가래가 많다면 기관지염이 동반될 확률이 높으며 길경 6g을 물에 끓여 상시 복용하시면 좋습니다. 길경은 도라지의 뿌리를 말합니다.

18 담 결리는 증상

안 하던 운동을 하거나 이사를 하면서 평소 안 쓰던 근육을 쓰다 보면, 어깨나 등 기타 부위 통증이 나타납니다. 대부분은 근육통인데 이를 '담 결렸다'고 말하기도 합니다. 대개 별다른 치료를 하지 않아도 빠르면 2일에서 3일 안에 호전되고 늦어도 1주일 이내에는 나아지게 됩니다. 급성기 치료로는 차가운 찜질을 해주어 염증을 가라앉히는 게 좋고 이후에는 온찜질을 하여 혈액 순환을 개선한다면 단단하게 뭉쳤던 근육이 부드러워지고 통증이 줄어들게 됩니다.

담이란 말은 근육 내 피로 물질이 누적된 것을 말합니다. 피로 물질은 쉽게 말해 노폐물을 말하는데, 근육을 활성화하려면 신선한 산소와 영양분이 혈액을 통해 공급되고, 이산화탄소와 노폐물이 다시 혈액을 타고 배출되는 일련의 과정을 거쳐야 합니다. 이런 과정에

과부하가 걸려 적절하게 배출되지 못한 것을 담이라 합니다. 담은 유동적이라 정확한 일정 영역이 아프지 않고 주변으로 좀 돌아다니는 특징이 있습니다. 따라서 담을 치료받다 보면 한 부위가 나아지고 주변의 다른 부위의 통증이 남아있는 것을 확인하게 됩니다.

 등과 어깨의 근육통이 적절한 치료를 받았음에도 나아지지 않는다면, 위장 기능 저하를 의심해 볼 수 있습니다. 평소 소화 기능이 약한 분이라면 이러한 증상은 더 현저하게 나타나고, 급성 위염이 만성으로 발전하면 이런 증상이 심해집니다. 침 치료든 물리치료든 받은 후 어느 정도 호전되었다가 귀가 후 얼마 되지 않아 통증이 다시 재발하는 특징을 가지고 있으므로, 이런 경우에는 반드시 위장 기능도 동시에 치료해야 합니다. 복부 특히, 명치 부위를 만졌는데 좀 단단하거나 통증이 있고 식사 후 답답함이 있다면 등이나 어깨 담 결림을 치료하기보다는 복부 위장을 먼저 치료할 때 등과 어깨의 담 결림도 동시에 나아짐을 경험할 수 있습니다. 위장 기능이 떨어질 때 나타나는 담 결림은 그 증상이 나타나는 범위가 좀 넓은 편입니다. 그런데 위장 기능이 좋아지면서 담 결린 부위가 점차 줄어들거나 사라지게 되는데 설령 남아있더라도 증상의 부위는 국소적입니다. 이럴 때 국소적인 부위에 침이나 물리치료를 받으면 근육이 잘 풀어지게 됩니다.

 위장 기능이 떨어지면서 담 결림이 자주 나타날 때 추천할 수 있는 약재로는 하엽荷葉이 있습니다. 하엽은 연잎을 말합니다. 향기가 맑아 연잎밥을 지어 먹으면 맛있습니다. 연잎은 위장의 음식 수송 기능을 높여주고 배에 가스가 잘 차는 증상을 해소하는 데 특히 좋습니다. 어혈이 쌓여 배가 부은 증상을 치료하는데 차로 끓여 마시면 다이어트에 좋습니다.

19 자주 체함, 담적, 복근 긴장을 동반한 기능성 위장 장애

자주 체한다면 기본적으로 위의 운동 기능이 떨어진 경우입니다. 음식이 위장 속에 오래 머물러 있고 환자 본인 스스로 위 운동이 안 된다는 것을 느낍니다. 체하는 증상은 위장관이 막히어 배를 누르면 단단하고 다른 사람이 누르면 몹시 불쾌하고 아픈 느낌을 받습니다. 음식이 소화되지 않고 정체된 상황입니다. 체했을 때 머리가 부서질 것처럼 아프기도 하고 몸살처럼 열이 나기도 합니다. 이런 경우를 식적류상한食積類傷寒이라 부르는데, 체한 증상이 감기와 같은 증상을 유발할 질환을 말합니다. 소화기 문제가 원인이기 때문에 해열제나 감기약을 먹어도 나아지지 않습니다. 체증이 나아지면 두통과 몸살기도 서서히 사라집니다. 단순히 체한 경우는 가만히 있어도 그저 견딜 수 있는데, 명치 윗부분 식도 부위에 정체된 상황이라면 가슴 부위에 주기적으로 극심한 통증이 수반됩니다. 입안에서 잘게 부수어지지 않은 것이 식도에 걸려있다고 보시면 됩니다. 예를 들면 새우 수염이 걸린 상황입니다. 제 경험을 말하자면 오래전 공중보건의 재직 중 1년간 '구원 호'라는 병원선病院船에서 근무했습니다. 이름에서 알 수 있듯 기독교 의료 선교 활동을 하던 배였습니다. 어느 날 목포에서 가까운 섬으로 진료하러 갔는데 진료를 마친 후 그곳에서 새우 양식장 하시던 분이 의료진을 대접하겠다고 갓 잡은 대하大蝦를 소금구이로 요리해 주셨습니다. 제가 일반적으로 삶은 새우 먹듯이 머리와 꼬리를 제거하고 먹자 섬에 계신 목사님께서 아무것도 떼지 말고 다 먹어야 제대로 맛을 느낄 수 있다 하셔서 통째로 여러 마리를 배불리 먹었습니다. 당시 정말 맛있게 먹다가 숙소로 돌아오니 가슴이 주기적으로 쑤시고 찌르는 통증이 반복되어 잠을 잘 수가 없었습니다. 스스로에 침을 놓고 아무 생각 없이 누워 있다가 새벽녘이 돼서야 간신히 회복할 수 있었습니다. 가늘고 질긴 음식을 드실 땐 항상 조심하셔야 합니다. 체했을 때 엄지 끝이나 손톱 안쪽을 따 출혈을 일으키는 방법을 쓰시는데 그것보다는 합곡合谷혈을 지압하시기 바랍니다. 엄지와 검지가 갈라져 움푹 들어간 홈에서 검지 안쪽 면을 자세히 눌러보면 약하게 맥이 뛰는 자리입니다. 대략 검지의 중간 부분에 가깝습니다.

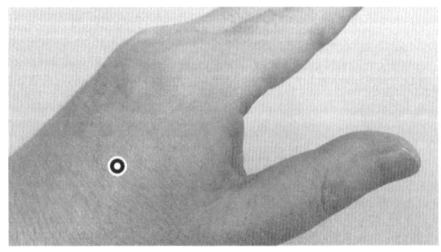

합곡혈

음식물의 적체가 오래되면 담음痰飮이 나타나고 이것이 많이 쌓이면 담적痰積이 발생하게 됩니다. 만성 위염의 주 증상이라고 볼 수 있는데, 담음은 소화력이 떨어지면서 기력이 약한 경우 인체에 과잉된 습濕과 열熱이 만나서 생성됩니다. 끈적끈적한 가래와 같은 형태이며, 그래서 가래 검사도 객담 검사라고 합니다. 이러한 담음이 오랫동안 쌓이면 마치 비만 환자들에게서 많이 보는 셀룰라이트와 같은 단단한 형태로 바뀌게 됩니다. 이를 담적이라고 합니다. 담적이 나타나면 복벽의 긴장이 심하여 복근腹筋 운동을 많이 한 것처럼 배가 단단하게 됩니다. 이것이 말랑해져야 위의 운동 기능이 좋아집니다. 배가 단단하게 뭉친 걸 풀어주는 약재로는 목단피牧丹皮가 있습니다. 진분홍 꽃이 예쁜 모란의 뿌리껍질을 약으로 쓰는데, 어혈을 풀어 복부의 뭉친 근육을 연하게 만듭니다. 여성의 생리통과 생리 시 허리가 끊어지듯 아픈 경우에 복용하면 좋습니다.

담적은 등과 어깨 근육 뭉침 증상으로도 나타날 수도 있는데 이를 해소하는 약재로는 강황薑黃이 좋습니다. 한자 이름을 보면 생강과 식물임을 추측할 수 있습니다. 생강과 식물들이 대개 항염증 작용이 강합니다. 강황은 아시다시피 카레의 원료이므로 무리 없이 상복해도 좋고, 역시 생강과 식물인 울금鬱金은 가슴 근육이 뻐근하고 뭉친 증상을 풀어줍니다. 가슴이 답답하면 우선 심장에 이상이 있지 않은가 걱정되어 검사를 받으시는 데 아무 이상이 없다면 오래전부터 쌓인 스트레스가 울화가 된 것이니 가슴이 답답한 증상을 치료합니다.

담적을 치료하다 보면, 점점 말랑해져 담음의 형태가 됩니다. 이때 배를 눌러보면 꿀렁거리는 물소리가 들리며, 담음도 해소하면 이런 소리도 사라지게 되고 정상적인 위 기능을 회복하시게 됩니다. 아침, 저녁으로 창출蒼朮 3g을 물에 끓여 복용하시면 좋습니다. 창출은 국화과 식물 창출의 뿌리입니다. 위장 운동을 개선하고 소화기에 정체된 습을 해소하는 작용을 합니다. 그러면 몸이 가벼워지고 머리도 맑아지고 근육 뭉침도 금방 풀어집니다. 소화기 질환에 대한 한약 처방을 하면서 창출만큼 많이 쓰이는 약재도 없습니다. 그만큼 위장 질환에 좋습니다. 또, 음식 소화를 촉진하는 데는 무를 드시는 것이 좋습니다. 소화가 안 되어 단단해진 복부를 부드럽게 만들고 오장의 독소를 제거하며 관절을 부드럽게 만들고 당뇨 예방에도 도움을 줍니다.

내시경상 정상이면서 위와 같은 증상이 나타나면 이를 기능성 위장 장애라고 부릅니다. 기능성 위장 장애는 보통 신경성인 경우가 많으므로 심리적 안정을 위한 침 치료를 병행하면 효과가 좋습니다. 빵, 떡, 육류 섭취에 대한 부담이 많고 명치가 답답하며 더부룩한데, 드물지만 허리띠 형태의 밴드가 잡히는 경우엔 내시경 검사가 정상으로 나왔어도 복부 CT 검사를 받아보시길 바랍니다. 내시경상 정상이어도 위암으로 판정되기도 하기 때문입니다. 이러한 밴드는 폭이 약 5~6cm 정도로 잡히는데, 담적이 단단하기보다 더 딱딱한 느낌이 듭니다.

신경성 위염이 아주 오래된 경우라도 처음엔 복부의 긴장도 심하지만 담음이나 담적을 제거하는 치료를 통해 배가 말랑해진 후 자주 있던 구역감이나 트림이 해소됩니다. 위장 치료를 통해 담적이나 복근 긴장이 완화되어 위장 기능이 회복되면, 육류나 빵 섭취가 가능해지나 그 양은 좀 줄일 필요가 있습니다. 담음은 '삭힌다'라는 표현을 쓰는데 몸 안에서 없앤다는 의미입니다. 담음을 삭히는 것에는 죽순이 좋습니다. 죽순은 위의 기운 균형을 잡아주니 쪄서 드시면 좋습니다.

담적의 전 단계인 담음의 주 증상은 자주 체함, 속이 메스꺼움, 두통, 구역이나 구토, 평소 대변이 묽으며 찬 음식이나 매운 음식을 먹으면 설사를 잘하며 어지럼증이 잘 나타납니다. 구토를 자주 하는 경우 매실차를 상복하시면 좋습니다. 구토를 많이 하면 반드시 갈증이 오게 되는데 담을 제거하는 효능이 있습니다.

속이 메스껍고 입맛이 없을 땐 회향을 드시면 좋습니다. 회향은 고기의 잡내를 없애는 효과가 있어 요리할 때 쓰기도 하는데 위 기능을 개선하여 음식물이 아래로 잘 내려가게 만들고 배를 따뜻하고 편안하게 만듭니다.

구토하고 설사하는 증상이 자주 나타나면 달래를 드시는 것이 도움이 되는데, 배를 따뜻하게 해서 소화력을 증진합니다.

두통은 주로 앞머리에서 시작되어 머리 전체가 무겁고 어깨나 등의 근육통이 많아지고 가슴이 자주 두근거림을 호소하기도 합니다. 앞머리 통증엔 두유頭維혈을 지압하시면 좋습니다. 머리카락이 나는 부분의 이마의 바깥 모서리 부근입니다.

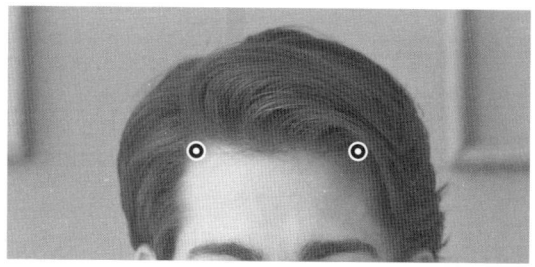

두유혈

이때 혈압이 좀 낮으시다면 손발이 차서 여름에도 두꺼운 양말을 신기도 하는데, 위장 기능이 회복되면 수족 냉증도 완화됩니다. 손발이 항시 얼음장처럼 차가운 증상을 수족 냉증이라 합니다. 수족 냉증엔 계수나무 가지인 계지桂枝 4g을 물에 끓여 드시면 좋습니다. 계수나무 가지는 경락을 따뜻하게 하여 혈액이 잘 돌게 도와줍니다. 따라서 여성의 생리통이나 생리 불순의 치료에도 도움이 됩니다. 여성의 임신과 출산에 관련한 제반 증상의 치료엔 익모초가 좋습니다. 자주 붓고 몸에 어혈이 많은 증상을 해소하고 생리를 고르게 만들어 줍니다. 익모초 씨앗은 눈을 밝히고 정기를 보하는 효능이 있습니다.

마늘을 수시로 드시는 것도 냉증 치료에 도움을 주는데 손에 쥐가 잘 날 때도 도움이 됩니다. 다만 너무 오랜 기간 드시면 모발을 일찍 희게 만들 수도 있습니다. 드시다 일정 기간 중단 후 다시 드시는 것이 좋습니다. 부정기적인 출혈이 있거나 냉이 늘어난다면 미나리를 드시면 좋은데 미나리는 가슴이 답답하고 열이 나는 증상을 해소하고 정신을 안정시키고 몸의 정기를 증진하는 효능도 있습니다.

20 속에 열이 많은 공복 시 속 쓰림, 위산 역류, 위궤양

역류성 식도염, 위염, 위궤양 환자가 속에 열이 많다는 것은 위에 열이 많음을 뜻하고 위에 열이 많아지면 염증이 잘 생깁니다. 염炎의

한자가 '불꽃 염'입니다. '불 화'자를 위아래로 2개 사용한 것을 보면, 후끈거리는 느낌을 받을 것입니다. 실제로 화농 직전의 피부 염증을 만져보시면 주변 정상 피부보다 더 따뜻한 느낌이 듭니다. 소화기가 약하다면 속에 열이 많이 쌓이는 밀가루 음식을 너무 선호하는 식습관을 교정할 필요가 있습니다. 위염이 모든 위장병의 시작이라고 볼 수 있는데, 이후에 역류성 식도염 혹은 위궤양으로 발전하게 됩니다. 따라서 위가 좋지 않고, 목이 답답하고 이물감, 가슴 답답, 공복 시 속 쓰림, 목덜미와 허리 뻐근함, 혀에 백태나 황태가 끼는 증상이 나타날 수 있습니다. 혀에 황태가 나타난 것은 위장에 열이 아주 심함을 나타내는데, 이럴 땐 변비도 심해집니다. 변비가 있으면서 가슴에 열이 맺히면 담이 가득하여 호흡이 불편하고 답답할 땐 과루인瓜蔞仁을 드시면 좋습니다. 박과 식물인 하늘타리의 씨앗으로 담과 화가 원인인 기침을 치료합니다.

  속 쓰림은 보통 공복 시 증상이 나타나는데, 위산 과다가 심한 경우 새벽이나 아침에 속이 쓰리고 아파 잠에서 깨기도 하며, 일반적으로 식사 후 30분 정도는 속이 편해졌다가 1시간 정도 지나면 다시 쓰림이 나타나 종일 은은하게 쓰리고 아픈 증상을 보입니다. 증상이 나타날 때마다 제산제를 남용하면, 나중에 같은 용량의 약물로 효과가 나타나지 않는 상황이 벌어질 수도 있으므로 제산제는 증상이 심하여 견디기 힘든 상황이 아니라면 절제하시는 것이 좋습니다. 정작 제산제가 필요한 상황에 쓸 약이 없어지는 일이 벌어질 수 있기 때문입니다. 평소 양배추즙을 드시는 것이 치료에 더 도움이 됩니다. 서늘한 성질의 양배추의 속성상 위장의 열을 식히고 염증을 줄이는 데 도움을 줍니다. 예전 한 프로 야구 투수가 더위를 식히기 위해 모자 안에 양배추를 썼던 장면이 기억나실 것입니다.

위궤양 환자분들의 경우 육류나 밀가루 음식의 소화에 대한 부담감은 적으시지만, 섭취하면 속 쓰림이 더 심해지므로 절제하시는 것이 좋습니다. 속 쓰림을 줄이려면 영지靈芝를 차로 끓여 드시거나 건조된 약재라면 매번 3g 정도 분말로 드시면 좋습니다. 영지는 영지버섯을 건조한 약재이며 궤양을 제어하는 작용도 하지만 무엇보다도 마음을 편하게 하는 작용이 강합니다. 위궤양의 원인 중 정신적 스트레스가 차지하는 비중을 고려한다면 적절한 약재라 할 수 있습니다. 꾸준히 복용하면, 종일 속 쓰린 증상이 점차 개선되어 새벽에만 속이 쓰리다가 낮에는 괜찮은 경향을 보이고, 7일마다 대변을 보는 아주 심한 변비일지라도 대변 소통이 좋아져 2일에서 3일에 1번 수준으로 배변을 할 수 있게 됩니다. 속에 열이 많은 경우 갈증도 많이 나타날 수 있으나 속 쓰림의 개선 후 같이 나아지게 됩니다.

대변 소통이 너무 안 되는 경우 집에서 직접 발효시킨 요구르트를 드시는 방법이 있습니다. 여기에 노봉방露蜂房 꼭지의 가루를 넣어 드시면 좋습니다. 노봉방은 말벌의 집을 말하는데 몸 안에 응어리를 풀어주는 작용이 있습니다. 벌집 꼭지를 볶은 후 가루를 내면 됩니다.

공복 시 속 쓰림이 많으면 새벽에 잠을 자주 깰 정도로 심할 수 있으며, 속이 늘 답답하고 아랫배가 살살 아플 수 있습니다. 위염이나 역류성 식도염보다 위궤양에서 대변이 묽고 자주 보는 증상이 흔합니다. 그리고 위산 분비가 많아 분해가 잘 되어서 과식하시는 경향이 강하므로, 치료를 위해선 육류나 밀가루 음식을 중심으로 절식하시는 것이 치료에 도움이 됩니다. 치료가 잘되면 속 쓰림의 빈도와 강도가 줄어들게 되며, 기름이 많은 고기를 제외하고 살코기와 같이 담백한 육류로 인한 속 쓰림 유발 효과는 감소하게 됩니다.

소화가 잘 안 되면서 위산 과다가 나타나는 경우는 주로 위 식도 역류의 증상이며, 가슴쓰림이 많이 나타납니다. 보통 소화가 잘 되다가 갑자기 스트레스를 받은 후 고구마 등을 먹고 체한 후 위장 기능이 계속해서 떨어지기도 합니다. 급체 후 해소가 안 되고 만성 소화 불량으로 발전된 경우엔 가슴쓰림이 나타날 때 호흡이 불편하며 가슴이 답답하기도 합니다. 낮에는 괜찮다가도 새벽 2시에서 4시 즈음 쓰림이 많이 나타날 수도 있습니다. 사실 이 경우가 모든 위장 질환의 증상 중 가장 고치기가 어렵습니다. 왜냐면 위장 질환의 치료는 신체 컨디션이 좋고 순환이 잘 돼야 잘 고쳐지는데, 날마다 새벽 속 쓰림으로 잠에서 깬다면 다음 날도 피로가 풀리지 못한 채 생활하게 되고 만성 피로로 이어질 수밖에 없습니다. 육체 피로는 집중력이나 일의 능률이 저하되므로 정신 피로로 이어질 수밖에 없으며 결국, 스트레스가 과도한 상황이 되어 새벽 속 쓰림 증상을 더욱 악화시킬 수 있는 것입니다. 잠을 먼저 개선할 것이냐 속 쓰림을 개선할 것이냐의 선택의 문제에 이르게 됩니다. 당장 수면 개선이 급하더라도 속 쓰림을 먼저 고쳐야 합니다. 증상이 완전하게 없어진 후 내시경 검사를 받아보면 염증이 개선된 소견을 확인할 수 있을 것입니다. 검사상 좋은 결과를 확인하면 긍정적 치료 프로세스가 형성되어 좋아진 몸 상태를 오래 유지할 수 있습니다.

후두염, 인후염 등 폐 기관지 질환이 반복적으로 재발하여 항생제를 꾸준히 먹은 후 위장병이 유발되어, 공복 시 속이 쓰리고, 어깨가 자고 나면 뻐근하고, 내과에서 제산제 처방받아도 효과가 지속적이지 않고, 가래가 많으며 육류에 대한 소화력이 떨어지기도 합니다. 항생제의 지속적인 복용이 병을 유발하였으나 항생제를 중단하고도 증상은 지속적인 경우가 다반사입니다. 위장 질환과 후두염이 같이 있다면, 우방자牛蒡子 3g을 물에 끓여 드시면 좋습니다. 우방자는 우엉의 씨앗을 건조한 약재이며 목이 붓고 뭔가 걸린 느낌과 나이가 들면 피부가 가려운 증상이 잘 나타나는 데 효과가 좋습니다. 혈압과 혈당을 조절하므로 여러모로 쓸모가 많은 약재입니다. 치료 후 속 쓰림이 호전되면 육류나 과일을 많이 먹은 날만 나타나고 그 외의 날은 속 쓰림이 없는 경우가 많아지게 됩니다. 특이사항으로는 위장이 편해지면 마음이 편해져 잠이 예전보다 잘 오게 됩니다.

 10년 이상 만성 위염을 앓아 왔으며 1년에서 2년마다 내시경 검사를 정기적으로 받는 경우, 만성 위염의 속 쓰림의 강도는 위궤양보다는 약합니다. 공복 시 약간의 속 쓰림이 시작된 후, 식후 구역감, 구토, 메스꺼움 등이 나타나며 등이 아픈 증상은 주로 야간에 나타납니다. 치료 후 증상 대부분이 호전되는데, 속 쓰림은 아침에만 약간 나타나는 경향이 있고 빵을 먹으면 심해지는 일이 있으므로 치료 후에도 빵은 조심해서 드시는 것이 좋습니다. 빵을 너무 좋아하시는 경우 수제 단팥빵을 드시면 오히려 속이 좀 편안해진다는 분들도 계시니 참조하시길 바랍니다.

 사업상 대인 관계로 인한 극심한 스트레스에 시달리시어 위궤양이 유발되면, 수시로 제산제를 복용하시고 별도로 약국에서 소화제를 사다 드셔도 효과가 그때뿐인 경우가 많습니다. 공복 시 속 쓰림이 많으며 스트레스 정도에 따라 증상의 정도가 다르며 식사 후 완화되는 전형적인 위궤양의 모습을 보입니다. 대인 관계로 인한 스트레스가 원인이므로 스트레스에 대한 간단한 지압법을 소개하겠습니다. 양측 새끼손가락 손톱 밑으로 2mm에서 3mm 되는 지점을 같은 손 엄지손가락 끝으로 꾹꾹 눌러서 지압하면 심리적 안정에 도움이 됩니다. 긴장될 때마다 수시로 누르면 좋고, 대인관계 스트레스가 많을 때는 그 당사자와 이야기하거나 전화 통화를 할 때 누르시면 효과적입니다.

아침마다 공복 시 속이 쓰리면서, 소화가 잘 안 되고 앞머리가 아프며, 가끔 눈이 아프면서 어지럼증이 유발되는 경우, 앞머리가 아프면서 눈이 아프고 어지러운 증상은 인체의 순환이 안 되어 생긴 노폐물인 담음의 증상입니다. 담음은 습과 열이 만나 형성되므로 위장에 열을 조장하는 육류와 밀가루 음식을 절제하셔야 합니다. 담음을 제거하면 동반 증상은 같이 해소됩니다. 눈이 아프면서 대변이 묽고 소변이 시원치 않은 증상이 있다면 차전자$_{車前子}$를 2g을 끓여 드시면 좋습니다. 차전자는 질경이의 씨앗이며 눈 충혈을 풀어주고 눈을 맑게 하고 설사를 잘하거나 소변이 탁하고 시원치 않은 전립선 질환에도 도움을 줍니다.

요도가 살짝 따끔거리면서 소변이 잘 나오지 않는 상황이라면 고사리를 드시면 도움이 됩니다. 제주도에 가면 고사리 해장국이 유명한데 고사리는 맛이 달고 차가운 성질로 열을 내리는 작용이 있어 소변이 진하면서 잘 나오지 않는 경우 열을 내리면서 소변 길을 소통시킵니다. 다만 오래 먹으면 양기가 줄어들고 다리에 힘이 빠지는 증상이 나타날 수 있으므로 일정 기간만 드시는 것이 좋습니다. 다리에 힘이 빠지는 증상을 예방하려면 오가피五加皮와 함께 드시면 좋습니다. 오갈피나무의 껍질을 약으로 쓰는데 면역력을 높이고 근골을 튼튼히 하는 효능을 가지고 있고 의지를 강하게 하고 남성 발기 불능 그리고 여성의 생식기 가려움증 해결에 좋습니다.

 아무런 이유도 없이 다리에 힘이 빠지는 증상이 나타날 때도 있는데, 근육에 힘이 빠져 뼈와의 연결이 긴밀하지 않은 것이 원인입니다. 근육과 뼈를 탄탄하게 잡아주는 역할을 하는 데는 속단續斷을 드시면 좋습니다. 뿌리를 약으로 쓰는데 단절된 것을 이어주는 효능 때문에 이 같은 이름을 가지고 있습니다.

 근골을 튼튼히 하는 데는 하수오를 추천할 수 있습니다. 뿌리를 약으로 활용하는데 나이가 들면서 초췌한 경우 혈기를 보하여 모발을 검게 만들고 얼굴을 밝아지게 하고 장수하는 데 도움을 줍니다. 종기나 치질을 치료하는 효능도 있습니다.

 눈을 밝게 하는 데는 냉이가 좋습니다. 봄철 냉이를 활용한 다양한 요리가 있는데 취향에 맞게 드시면 됩니다. 혈액을 간으로 충만하게 이끌고 가서 간의 기운을 순조롭게 하고 위장을 편안하게 만드는 작용을 합니다.

21. 화병, 우울증이 동반된 위염, 역류성 식도염, 기능성 소화 불량

위장병 환자분들 중엔 화병이나 우울증이 동반된 경우가 많은 편입니다. 화병이나 우울증으로 인해 위장병이 유발되기도 하고, 위장병이 오래되고 잘 낫지 않아 우울증을 유발하기도 합니다. 40대 이상의 여성 중엔 고부간의 갈등으로 10년 심하면 20년 이상 화병으로 고생하는 경우 신경성 소화 불량을 많이 겪는 편입니다. 앞머리가 간혹 아프고 식사량이 적으며 밀가루 음식은 드시질 못하고, 따뜻한 물을 선호하시는 경향이 많고 약간의 변비가 있는 경우, 진맥을 보면 맥은 약하고 항시 피로하며, 내시경상 위에 염증이 아주 심하게 나타나지는 않기도 합니다. 이는 모든 신경성, 기능성 소화 불량 환자들의 공통적인 현상입니다. 신경성 소화 불량엔 앞서 소개한 전중혈과 더불어 중완中脘과 족삼리足三里혈을 지압하거나 가정용 스티커 뜸을 붙이면 효과적입니다. 전중혈은 몸의 정중선과 양 유두乳頭를 이은 선과 만나는 지점이고, 중완혈은 명치 부분 갈비뼈와 갈비뼈가 만나는 점과 배꼽 사이를 연결한 선의 정중앙을 말합니다. 족삼리는 무릎뼈 아래 바깥쪽 함몰 처에서 자신의 검지부터 새끼손가락을 한데 모으고 주름진 부위의 거리만큼 아래 위치를 말합니다. 사람마다 키가 다르므로 자신의 손가락으로 위치를 잡아야 합니다. 어른의 손으로 7살 아이의 족삼리를 잡는다면 그 자리는 정확한 자리가 아닙니다. 이들 혈을 수시로 지압하거나 집에서 스티커 형식의 뜸을 꾸준히 붙이면 증상이 호전됩니다. 다만, 뜸을 뜰 때는 화상을 입지 않도록 주의해야 합니다. 화상은 스스로 '아, 따뜻하다'라고 느끼면 가벼운 화상을 입었다는 얘기입니다. 여름철 강렬한 자외선으로 인한 일광화상도 같은 느낌입니다.

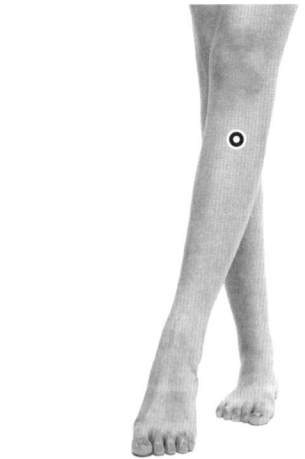

족삼리혈

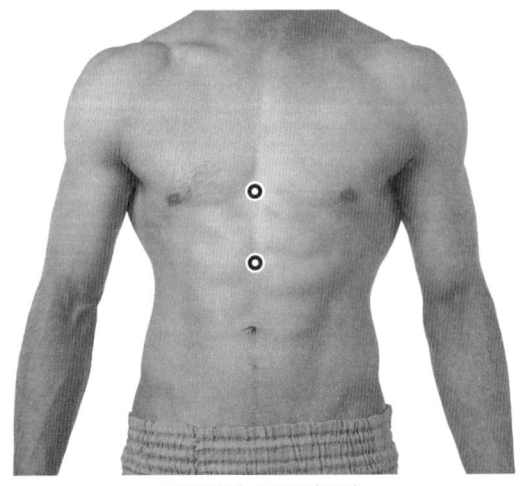

전중혈(위), 중완혈(아래)

말 나온 김에 족삼리에 대해 조금만 더 이야기하겠습니다. 족삼리는 한의학에서 가장 많이 사용하는 경혈점 중 하나입니다. 족삼리의 위치가 다리에 있어 다리 질환의 치료에도 좋지만 거의 모든 위장 질환에 빠져서는 안 될 경혈점이 바로 족삼리입니다. 족삼리는 예방의학적 관점에서도 가치가 있습니다. 족삼리에 꾸준히 뜸을 뜨면 건강을 좋은 상태로 유지할 수 있습니다. '약방의 감초'라는 말을 들어보셨죠? 한약을 처방할 때 감초를 많이 사용하기 때문에 나온 말입니다. 감초는 다른 약재들의 효능을 조화롭게 하는데, 모든 질병을 감초 하나만 쓴다고 고칠 수는 없습니다. 족삼리도 마찬가지입니다. 족삼리가 중요하고 많이 쓰는 자리라도 족삼리혈 1가지만 가지고 모든 질환을 고칠 수는 없습니다. 한의원에서 침을 맞으셔도 되고, 알려드린 경혈점에 뜸 치료를 꾸준히 하신다면 식사를 어느 정도 할 수 있게 되며, 밀가루 음식은 조금만 조심하시면 될 정도로 호전되고, 다시 진맥을 보면 위장의 맥이 정상화되는 것을 볼 수 있습니다(참고로 자주 체하는 위장 장애 환자분의 맥상은 많이 가라앉아있고 약합니다). 무엇보다도 위장병의 원인이었던 심리적 스트레스가 해소되면 마음도 편해집니다. 마음을 편하게 하는 효능을 가진 약재로 합환피合歡皮를 들 수 있습니다. 자귀나무의 껍질을 약으로 사용하는데, 심지心志를 굳게 하고 근심을 없애주며 분노를 다스리는 데도 도움이 됩니다.

구취가 심하고 입이 자주 마르고 변비가 심하며 배를 눌러보면 배꼽 주위가 매우 단단하신 경우, 하복부 가스가 많이 차고 트림이 잘 나며 진맥을 보았을 때 위장 맥이 작고 가라앉아있는데, 이는 앞에서 언급한 바와 같이 위장의 운동 기능이 매우 떨어져 있음을 보여주는 맥상으로 정상인도 체하면 나타납니다.

화병이 동반되면 간혹 가슴이 매우 답답하여 호흡이 곤란한 느낌을 받기도 하며, 역류성 식도염이 동반되면 목 이물감이 있고, 심하면 등이 아플 때도 있습니다. 몸에 화나 열이 많으면 만성적인 변비로 이어지고, 이로 인해 위의 운동 기능이 더 떨어집니다. 이럴 땐 장의 운동도 같이 키워주어야 이런 증상이 해결됩니다. 치료를 통해 우울증 증세가 해소되면 가슴 답답한 증상이 사라지게 되고, 치료가 잘되어 대변을 하루에 1번씩 보면 제반 증상이 사라지게 됩니다. 만성 위염과 주기적으로 반복되는 식도염 증상으로 힘들거나, 제산제나 기타 소화제도 반응이 없는 경우, 식후 트림이 심하고 복부가 답답하여 업무 자체도 지장을 받고 심지어는 직장생활을 제대로 하기 힘듭니다. 신경이 예민해져 잠을 잘 주무시지 못하고 늘 신경안정제를 드시기도 하는데, 이런 경우는 심리적 안정을 위한 침 치료를 꼭 받으시길 바랍니다. 침 치료는 혈압과 심장 리듬을 안정시켜주고, 신경안정제를 줄이면서 중단하는 데 도움이 됩니다. 우울증이 있으면서 가슴 부위가 답답하고 소화가 잘 안 되는 경우엔 귤피橘皮를 차로 끓여 드시면 좋습니다. 귤피는 귤껍질을 말하며 가슴에 기가 몰리고 기침을 자주 하고 구역감을 자주 느끼고 소변이 시원치 않은 증상을 치료합니다. 귤의 속살은 입맛을 나게 하는 데도 좋습니다. 다만, 너무 많이 먹으면 몸 안에 담이 쌓이게 하므로 주의해야 합니다. 흔하게 먹는 과일치고는 효능이 참 많습니다.

흉통과 복통이 수시로 나타나고 배가 차고 단단하게 부어오를 땐 목향木香을 드시면 좋은데 맛이 맵고 자극이 강하므로 소량을 드시는 것이 좋습니다. 많이 먹으면 입안이 약간 아릴 수 있습니다. 적당량의 복용은 구취를 해소하고 만성 설사를 치료하는 데도 쓰입니다. 공진단 제조 시 고가의 사향을 목향이나 침향으로 대체하기도 하는데 사향이 함유된 공진단에 비해 약효가 신속하지 못합니다.

오래전 집안에 우환이 있었고, 지금까지 크고 작은 스트레스에 시달리는 경우, 운동 부족, 수면 불량, 소화 불량으로 죽만 자꾸 먹게 되고, 스트레스를 받으면 목에 뭔가 콱 막히는 느낌이 나면서 가슴부터 쓰린 증상이 나타나기도 합니다. 심한 스트레스를 받으면 위산이 약간 올라오면서 목이 메고 쓰린 느낌이 나는 것은 일반 정상인에게서도 많이 나타나는 증상입니다. 원인이 되는 스트레스가 완화되고 시간이 흘러 잊히면 개선이 되지만 반복적인 스트레스에 노출되면 위장 운동 기능이 만성적으로 저하됩니다. 과거의 우울한 생각이 떠오를 때면 다른 곳에 집중할 수 있는 취미나 일, 운동을 생활화하시고 새끼손가락 손톱 아래 2mm에서 3mm 지점을 수시로 지압하시면 좋습니다.

직장 스트레스와 만성 피로가 심하며, 역류성 식도염(후두염 동반), 신경성 위염 등이 있는 경우, 혼자 있으면 불안한 폐소 공포나 공황 장애 증상이 동반되기도 합니다. 역시 심리적 안정을 위한 침 치료가 효과가 좋으며 역류성 식도염의 증상이 호전되면, 나중에 위 식도 접합부의 괄약근 기능이 개선됩니다. 신경성 소화 불량의 경우 심리적 안정을 위한 명상, 자연 음악 청취 등을 병행하시면 좋고 산책을 수시로 하시는 것이 도움이 됩니다. 그리고 커피는 금물입니다. 우울증이나 화병이 오래되면 심장 리듬이 불규칙해지는 경우가 많은데, 커피의 경우 심장 리듬을 더욱 빠르게 하거나 불규칙하게 만드는 주범입니다. 반드시 하루 한 잔 이내로 줄여야 합니다. 커피는 인체의 교감신경을 흥분시키는 작용을 하는데, 교감 신경이 흥분하고 과잉되면 식욕이 줄어들고 위장 운동이 저하되게 됩니다. 심장 박동이 분당 100회 이상으로 빠른 경우, 치료를 통해 분당 85회 이하로 내려가면 가슴 두근거림이나 부정맥이 개선되므로 심리적으로 안정됩니다. 마음에 화가 많고 가슴 두근거림이 많다면 맥문동麥門冬 4g을 물에 끓여 드시면 좋습니다. 맥문동은 백합과 식물인 맥문동의 뿌리를 약으로 사용하며 몸의 진액을 보강하고 마음의 화를 제어하는 데 도움을 줍니다.

22 가스 창만, 설사가 동반된 경우

복부 가스 창만 증상과 설사는 단절된 것이 아니라 연속된 증상입니다. 위와 장에서 오랜 시간 음식물이 정체되면서 가스가 유발되고 위에서 내려온 음식물에 밀려 내려오면서 설사가 유발되는 것입니다. 몇 년 전부터 위염, 십이지장염을 진단받아 현재까지 위가 더부룩하고 소화가 안 되고, 밀가루, 육류 드시면 불편함이 나타나는 경우, 변을 보고 나서도 시원치 않고 뒤가 묵직하여 덜 본 느낌이 있으시다면 헛배가 부르고 가스가 항상 차게 됩니다. 가스 창만을 유발하는 몇몇 식품군이 있는데, 바로 콩, 우유, 기름진 음식입니다. 가스 창만을 호소하시는 분은 이 같은 음식을 절제하시면 가스 창만이 많이 호전됩니다. 항상 헛배가 부르고 가스가 잘 차고 설사를 자주 하시면, 정향丁香 1g을 차로 끓여 드시면 좋습니다. 정향은 정향나무의 꽃봉오리를 건조한 약재입니다. 향신료로 쓰는 만큼 향기에 민감하신 분은 복용하시기 힘들 수도 있습니다. 고수를 드시기 힘든 분들이 계신 것처럼 말입니다. 정향은 아랫배를 따뜻하게 하는 효능으로 인해 설사를 멈추는 데 도움을 줍니다.

 술이나 찬 음식이나 매운 음식을 드시고 쉽게 설사하는 경우, 소화력이 떨어지고 기력이 떨어지면서 형성되는 담음을 제거하는 치료를 받으시면 됩니다. 담음은 습과 열이 원인이 되고, 설사가 장내 수분흡수가 잘 안 되어 나타난 증상이란 점을 생각해 보시길 바랍니다. 담음을 제거하면 설사도 완화됩니다. 직장 내 스트레스가 많고 연말연시처럼 술자리가 많은 경우 증상은 더욱 악화하므로 음주를 좀 줄이시는 것이 좋습니다. 술을 자주 마시게 되면 위 안에 독소나 노폐물이 많이 쌓이게 됩니다. 이런 독소를 제거하여 주독을 해소하고 술을 자주 마시는 사람에게 나는 입 냄새를 제거하는 데는 유자를 드시면 좋습니다. 다만 시중에 나오는 유자차는 너무 달기 때문에 위 운동을 방해하기도 하므로 직접 차로 끓여 드시면 좋겠습니다.

 동남아나 더운 지방 여행을 하다 끈적거리는 땀을 많이 흘리고 나면 기운이 가라앉는 느낌이 듭니다. 이럴 땐 열대지방에 흔한 야자수를 드시면 좋습니다. 야자 속도 드시면 좋으며 기를 증진하고 지나친 체액 손실로 인한 근육 경련을 예방하는 효과가 있습니다.

설사 증상은 다른 위장 관련 증상보다 호전 속도가 빨라 치료가 잘 되는 분들은 한 달 안에 증상이 모두 소실되기도 합니다. 신경을 많이 쓸 때 밥만 먹으면 설사를 하는 경우, 식사를 하면 배가 살살 아프고 설사를 하는 경우는 일종의 과민성 대장 증후군입니다. 심리적 안정을 위한 침 치료와 더불어 배꼽 주변과 아래의 하복부를 중심으로 뜸 치료를 받으시면 효과적입니다. 식사 후 화장실을 자주 가시는 분들이 치료 과정 중 화장실 가는 빈도가 확연히 줄게 됩니다. 이런 경우도 커피가 좋지 않으므로 하루 한 잔 이내로 드시는 것이 좋습니다.

복부 팽만감을 줄이려면 단맛을 절제하셔야 하는데, 위장이 좋지 않을 때는 사탕 한 개만 먹어도 헛배가 부르기도 합니다. 담배를 끊으면서 입이 심심하여 단것을 많이 먹게 되면, 복부 팽만이 나타날 수 있는데, 단맛을 절제하면 공복 시 속 쓰림 증상도 같이 소실됩니다. 대추를 드시면 속 쓰림을 완화하는 작용이 있으나 너무 많이 드시게 되면 대추의 단맛 때문에 배가 부어오를 수 있어 적당량을 섭취해야 합니다. 평소 복부 팽만을 해소하려면 무씨를 드시면 도움이 되는데, 많이 먹지 않았음에도 배가 부어오르고 방귀가 잦은 경우 가루 내어 드시면 좋습니다. 다시 한번 정리하면, 가스 창만이나 복부 팽만감을 해소하려면, 단맛과 콩, 우유, 기름진 음식을 절제하시는 것이 좋습니다.

복부 창만은 기氣가 복부에 정체된 상황입니다. 상복부에 기가 몰리면 상복부가 부어오르고 하복부에 기가 몰리면 그 부위가 그득해집니다. 설사가 유발되는 증상을 치료하는 약재로는 가자訶子가 있습니다. 가자는 가자나무의 성숙한 열매를 건조한 것을 말하며 복부가 더부룩하면서 숨이 가쁜 증상을 해소하는 데도 좋습니다.

23 구역, 구토, 잦은 트림, 울렁거림이 동반된 위염과 역류성 식도염

어릴 적부터 단맛을 좋아하고 신경이 예민하면서 오랜 기간 만성 위염에 시달리는 경우, 단맛을 선호하면 복부에 팽만감이나 가스 창만이 발생합니다. 항상 포만감이 생겨 식욕이 떨어지고 위의 운동 기능도 현격히 떨어져 만성 소화 불량이 유발되면 만성 위염으로 발전 후 역류성 식도염과 위궤양이 될 수 있습니다. 위 식도 역류와 신경성 위염 등을 동시에 진단받고, 우유를 마시면 속에 가스가 차고, 가슴이 답답한 경우 혀의 백태가 선명하고 맥이 약하고 기가 허하며, 입이 텁텁하기도 합니다. 배를 눌러보면 말랑말랑하면서도 꿀렁꿀렁 소리가 나기도 하며, 아침 기상 시 몸이 무거워 잘 일어나지 못하시며 전반적으로 몸이 무거움을 느끼고 소변이 시원치 않고 잘 붓기도 하며 가슴이 두근거리거나 어깨 등의 근육통이 많아지기도 합니다. 이럴 때 좋은 약재가 육두구肉豆蔲입니다. 육두구나무의 열매를 약으로 사용합니다. 이는 소화가 안 되고 헛배가 자주 불러올 때 복부에 정체된 기를 아래로 끌어내리는 작용을 합니다.

소화가 안 되는데도 불구하고 수시로 허기가 지기도 합니다. 위장에 열이 쌓여 나타난 증상인데, 점심 식후나 저녁 식후 혹은 취침 전에 나타나 자꾸 뭔가를 찾게 되고 복부가 더부룩한 상태로 잠이 들고 아침에 눈을 뜨면 그때부터 종일 속이 답답한 증상이 이어지게 됩니다. 허기가 진다면 밤을 쪄 드시면 도움이 되는데 밤은 위장에 영양을 공급하고 배고픈 증상을 견디게 합니다. 허기를 달래는 데에는 솔잎차를 복용하시는 것도 좋습니다. 부스럼을 치료하고 모발을 잘 자라게 하고 장수 식품으로도 활용할 수 있습니다.

구역, 구토와 트림은 위의 주된 기능인 아래로 내려보내는 운동기능이 안 되어 나타나는 현상입니다. 음식물이 오래 정체되어 있으므로 입에서 구취도 나는데, 모두 장으로 잘 내려가지 못한 분해가 덜 된 음식물 찌꺼기의 기운이 위로 올라오는 반응들입니다. 구역, 구토, 잦은 트림, 울렁거림의 치료는 기본적으로 담음의 관점의 관점으로 접근합니다. 담음은 인체의 기력과 면역이 떨어진 상태에서 소화 기능이 저하되어 생긴 노폐물을 말하며 인체에 과잉된 습과 열이 만나서 생성됩니다. 결국 이런 담음을 제거하면 구역, 구토 등의 증상이 사라질 수 있습니다.

기력이 떨어지고 위장이 약하면 코피를 자주 흘리기도 합니다. 이런 경우 대계大薊가 좋은데, 엉겅퀴를 말합니다. 여성의 대하와 어혈을 치료합니다.

위 염증이 지나치면 열이 가득한 상태가 되는데, 열이 지나치면 음식 자체가 거의 분해가 되지 않아 수시로 토하는 증상이 나타날 수 있습니다. 위열을 치료하는 데는 미후도獼猴桃가 좋으며 미후도는 다래를 말합니다. 다래는 성질이 차가우므로 위가 차서 토하는 경우엔 맞지 않습니다. 위가 찬 경우는 차가운 음식을 많이 먹거나 찬 데 오래 머물거나 손발이 냉한 증상이 나타나는 경우가 있고 위가 더운 경우는 술과 기름진 음식을 많이 먹고 탈이 난 경우로 나누어 생각하시면 됩니다.

배가 차갑고 뭉치고 식사량이 줄어들면서 구역, 구토가 잦을 땐 소회향小茴香 3g을 가루로 드시면 좋습니다. 소회향은 회향의 성숙한 과실을 건조한 약재로 배가 차고 아프면서 부풀어 오른 경우 좋습니다.

명치 아픔, 속이 메스껍고 구토, 울렁거림 등이 나타나면서 위출혈을 진단받는 경우, 위출혈은 위 내 염증이 좀 깊어진 형태로 출혈량이 많아지면 빈혈이 생기기도 합니다. 위출혈이 나타나면 대변이 검어지는 흑변을 보게 됩니다. 대변에서 선홍색의 혈액이 관찰되면 치질이거나 변비가 심하여 항문이 찢어져 출혈이 된 경우가 많고 더 심한 경우엔 대장 내 출혈이거나 대장 용종이나 종양 등을 의심하게 되므로 이런 경우엔 대장 내시경 검사를 받아보시는 것이 좋습니다. 과도한 육류나 밀가루 섭취를 줄이고 치료를 통해 호전되면 대변도 점차 검은색에서 황금색으로 바뀌게 됩니다.

외국 유학이나 새로운 직장 생활에 적응하는 등 불규칙한 생활로 인해 식사도 매우 불규칙하시면서, 끼니를 잘 거르는 경우 식사 후 구역, 구토감이 많이 나타나면서 식후 1시간 정도 지나면 명치 부위를 비롯하여 속이 답답하고, 목 이물감과 앞머리 통증 등이 나타날 때가 있습니다. 이 경우 제산제나 소화제가 잘 듣지 않기도 합니다. 역시 담음이나 담적이 원인이 되므로 제산제나 소화제의 반응이 미약한 것입니다. 결국 담음과 담적의 제거를 통해 회복하실 수 있으며, 낯선 외국 생활에 지친 분들은 심리적으로 지치신 분들이 많으므로 심리적 안정을 위한 침 치료를 병행하시면 좋고, 새끼손가락 손톱 밑 2mm 부근을 꾸준히 지압하시면 도움이 됩니다. 식사를 자주 거르면 위장의 연동 기능이 떨어져 정작 음식물이 위에 들어왔을 때 정체되는 시간이 길어지고 산 분비가 자연스레 늘어나 위염 및 역류성 식도염이 발생할 수 있으므로, 적게 드시더라도 규칙적인 식습관을 가져야 합니다.

24 설태가 없는 위염, 역류성 식도염

보통 양치질을 할 때 습관적으로 혀를 닦는 경우가 있는데, 설태가 구취의 원인이라고 생각하시는 분들이 많으나 그다지 관계가 없습니다. 혀의 백태를 설태라고 하는데 한의학의 진단에서는 매우 중요합니다. 앞에서도 많이 언급한 담음을 진단하는 기준이 되기 때문입니다. 한의학 문헌 중에는 '십병구담十病九痰'이라는 말이 있습니다. 즉, 10가지 질병 중 9가지는 담이 원인이라는 것입니다. 위장병에서도 원인이 담음이나 담적인 경우가 매우 많습니다. 담음은 인체의 기력이 저하되고 위장 기능이 떨어진 후 순환이 안 되어 생긴 노폐물을 말하며, 담음이 오래 쌓여 담적이 됩니다. 담적을 풀어주는 데는 동규엽冬葵葉이 좋습니다. 동규엽은 아욱잎을 말하는데 나물로 드시면 맛이 답니다. 기가 정체되어 노폐물이 쌓인 것을 풀어주는 작용을 하고 아욱 씨는 소변을 시원하게 배출하는 효능이 있습니다. 마치현馬齒莧이라는 약재도 담적을 해소하는데, 쇠비름을 말합니다. 비름처럼 나물로 드시면 됩니다. 참고로 비름은 기를 보하고 열을 내리는 작용을 합니다.

간혹 10년 이상 오래된 소화 불량을 겪는 경우 설태가 없기도 합니다. 물론 양치질로 벗겨내지 않은 상태입니다. 소화력이 떨어지시면서 아침에 식욕이 없고 대변이 많이 굳고 변비가 있으며, 내시경 검사상으로는 역류성 식도염, 미란성 위염 등 설태가 하얀 경우의 검사 결과와 크게 다를 바가 없습니다.

설태가 없는 상태는 몸의 진액이 고갈된 상태입니다. 담은 습과 열이 만나서 생성되는데, 진액은 액체에 해당하므로 설태가 생기지 않는 것입니다. 열만 남아있으니 갈증이 나고 입이 마르고 쓴 경향이 있고, 대변은 굳거나 변비가 되는 것이죠. 대변도 약간의 수분을 머금어야 부드럽고 시원하게 나오는 것입니다. 인체의 진액이 보충되면 아랫배 가스 차는 증상이 사라지면서 팔과 다리의 순환이 좋아져 저림증 등이 개선되고, 배변이 좋아지게 됩니다. 이와 동시에 혀에 설태가 얇게 형성되게 됩니다. 혀의 백태가 너무 두텁고 흰색이 선명한 것이 문제이며, 얇게 형성되는 것은 '담백설淡白舌'이라 부르는데 정상적인 몸 상태를 보여주는 징표입니다.

25   두통, 편두통, 어지럼증이 동반된 소화 불량

　위장이 좋지 않으면서 두통이 있는 경우 대개 앞이마가 주로 아픈 전두통前頭痛이 많고, 머리의 한쪽 측면으로 두통이 발생하며 지끈지끈한 편두통偏頭痛이 나타납니다. 두통과 동시에 늘 머리가 띵하고 무거우며, 눈도 뻑뻑할 수도 있습니다. 이때의 두통은 일반적으로 커피, 소염 진통제 등을 드시고 해소되지 않으며, 커피의 경우 잠깐 괜찮은 느낌이 들기도 하지만 잠시 후 소화가 더 안 되면서 두통의 강도가 더 세어집니다. 이때의 두통의 원인은 만성 위염 등의 위장 질환이므로 위장이 좋아지면 두통도 동시에 누그러집니다.

　야근이 많으면 야식하는 경우가 많습니다. 야간에 만두, 라면 기타 열량이 높은 음식을 자주 즐기게 되면 만성적인 위장 질환을 유발하며 더 나아가 편두통이 생기기도 합니다. 가임기 여성의 경우 생리 주기와 양에도 영향을 미칩니다. 치료를 통해 증상을 개선할 수 있지만, 야식 습관을 줄이는 것이 우선일 것입니다.

　위장병 환자는 단맛을 특히 피해야 하는데, 그 이유는 쉽게 가스 창만을 유발하고 식욕을 떨어뜨리므로 위장의 운동 기능이 자연스레 소실되어 위염, 역류성 식도염 등의 만성 위장병을 초래하기 때문입니다. 밀가루 음식, 커피, 초콜릿 등은 특히 안 좋은 식품에 해당합니다.

　두통이 있는데, 특히 고개를 숙이면 앞머리가 묵직하게 아픈 경우, 원인은 앞에서 언급한 담음이 원인인데, 담음으로 인한 두통을 한의학에선 담궐두통痰厥頭痛이라고 합니다. 담음을 제거하는 치료를 받으면 나아집니다. 현기증도 두통과 원인이 같으므로 치료법 역시 같습니다. 고개를 숙였을 때 증상이 심해지는 경우 목덜미를 만져보면 상당히 뭉쳐있는 경우가 많습니다. 위장이 증상의 원인이라 하더라도 목 근육을 풀어주지 않으면 증상이 잘 낫지 않습니다. 퇴근 후 샤워를 하면서 더운물로 뭉친 근육을 꾸준히 풀어주면 도움이 됩니다.

목덜미 통증과 뒷머리가 아플 때는 후계後谿혈을 지압하시면 좋습니다. 손날에서 새끼손가락으로 올라가다 걸려 올라가지 않는 지점입니다. 지압 시엔 주먹을 살짝 쥐면 좋습니다.

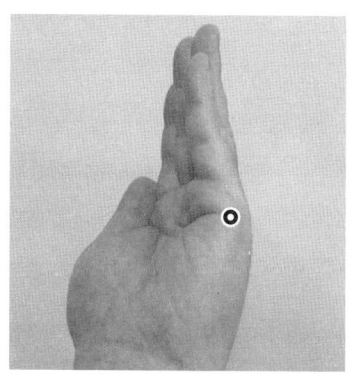

후계혈

만성 두통엔 형개荊芥와 박하를 차로 끓여 드시면 도움이 됩니다. 2가지 약재는 모두 눈과 머리를 맑게 하고 감기 초기 증상을 해소하는데 특히 두통과 현기증, 눈이 아픈 증상을 치료합니다.

현기증이 나타날 때면 눈이 침침하거나 소리가 맑게 들리지 않는 증상이 나타날 수도 있습니다. 이때는 포도 혹은 뽕나무 열매인 오디를 술도 담가 드시는 것이 좋습니다.

방풍防風이라는 약재 또한 두통과 어지럼증의 해소에 좋습니다. 신경계 질환을 통칭해서 풍風 질환이라 일컫는데 이름처럼 각종 풍을 예방합니다. 날씨가 궂으면 온몸의 뼈마디가 아프고 쑤실 때 이를 해소하는 데 도움이 됩니다. 그리고 눈 충혈 후 눈물이 자주 흐르고, 야간에 취침 중 식은땀을 흘리는 증상을 치료합니다. 나물로 무쳐 드셔도 좋습니다.

오랫동안 잘 낫지 않는 만성 두통의 해소엔 백지白芷가 좋습니다. 구릿대의 뿌리를 말하며 눈이 어지러우면서 눈물이 자주 나는 증상을 해소하는 데 좋고 가루로 만든 후 물에 개어 얼굴에 바르면 안색을 윤택하게 하고 기미나 주근깨 등 색소 침착을 완화해 줍니다.

26 변비, 설사 기타 대장 질환

대장 질환의 주 증상은 변비, 설사, 복통 등이 있으며 드물긴 하나 혈변血便이 보이기도 합니다. 이들 증상은 과민성 대장 증후군, 크론병, 장염 등 병명에 따라 나타나는 양상이 다릅니다. 소화기는 입, 식도부터 대장, 항문까지 하나의 관으로 연결되는데, 대장에 문제가 생기면 정상인 다른 소화 기관들도 기능장애가 나타날 수 있습니다. 변비가 심하여 1주일에 1번 대변을 보는 사람은 장의 숙변으로 인해 노폐물이 지나가는 길이 막혀 있으므로 십이지장, 위, 소장에서도 소통이 안 되어 명치 근처가 항상 아프고 답답한 증상이 나타나게 됩니다. 대장의 원활한 소통은 자연스레 복통도 줄어들게 만듭니다. 복통은 쥐어짜듯 아프기도 하고 묵직하게 아프거나 바늘로 콕콕 찌르는 듯한 통증 등 다양하게 나타납니다. 복통에 좋은 약재는 작약芍藥입니다. 뿌리를 약으로 활용하며 인삼, 창출과 함께 끓여 드시면 비위를 튼튼하게 하고 설사를 멎게 합니다. 인삼과 마찬가지로 과용하지 말아야 합니다.

아랫배가 차가우면 은은한 통증이 나타나기 쉽습니다. 이때 애엽艾葉을 끓여 드시면 좋습니다. 애엽은 약쑥의 잎을 말린 것입니다. 복부를 따뜻하게 덥혀주는 효능을 통해 생리통을 비롯한 여성 질환을 치료하여 난임 여성의 임신 가능성을 높입니다.

설사의 경우 대장에서 수분의 흡수가 제대로 안 되는 경우가 첫째 원인이지만 몸 안에 흡수되고도 남을 정도의 수분이 넘쳐날 때도 유발됩니다. 물론 세균이 원인이 되는 장염의 경우엔 별도로 생각해야 합니다. 몸 안에 남아도는 수분과 함께 형성된 노폐물을 담음이라고 부르며, 담음이 많아지면 몸이 전반적으로 찌뿌둥하고 무겁고 머리가 맑지 못하고 어지러우며, 심장이 자주 두근거리고 어깨나 등의 근육통이 많아집니다. 그래서 만성 설사 환자들의 경우 머리가 항상 무겁고 아프다고 합니다.

혈변은 치질이 있거나 장염, 대장 종양 등에 의해서 유발되는 경향이 있으며, 대변볼 때 쓰리고 아프면서 휴지에 혈액이 묻어 나오는 경우 치질과 같은 항문 질환을 의심해 볼 수 있고, 출혈량이 좀 많으면서 항문 화끈거림과 같은 증상이 없으면서 대변 전체에 혈액이 골고루 묻어 나오면 장염이나 종양을 의심해 볼 수 있으며, 이때는 보다 자세한 검사가 필요합니다. 이들 질환을 예방하기 위해서는 평소 변비나 설사가 심하게 나타나지 않도록 평소 규칙적이며 부드러운 배변 활동을 할 수 있도록 생활 습관을 개선해야 합니다.

변비를 해소하려면 평소 식이 섬유의 섭취를 늘려야 합니다. 위의 운동이나 흡수 기능이 정상인 경우엔 바나나와 알로에를 적당히 섭취하는 것도 도움이 됩니다. 요구르트는 집에서 발효기로 직접 제조하여 드시는 것이 좋습니다. 왜냐하면 시중 제품엔 필요 이상의 당분이 많이 들어가 있으므로 장운동엔 도움이 될지라도 위 기능을 떨어뜨릴 수 있으므로 주의해야 합니다.

설사는 기름지고 맵고 차가운 식품을 피하는 것이 좋으며, 설사가 심한 경우엔 성질이 차가운 과일 섭취도 줄이는 것이 좋습니다. 설사를 자주 하며 속 쓰림이 자주 있고 속 쓰림으로 야간에 자주 깨기도 하는데 정신적 소모가 지나친 경우에 나타나는 증상이므로 마음을 좀 편하게 하셔야 합니다. 스트레스를 자주 받고 입맛이 없으면서 음식을 먹으면 설사를 하는 경우엔 무화과無花果를 드시면 좋습니다. 표고버섯 또한 좋으며 정신을 기쁘고 긍정적으로 만들어 위 운동 기능을 높이고 구토와 설사를 자주 하는 증상을 치료합니다. 향기롭고 맛이 좋아 잘 조리하면 전복을 먹는 기분이 들기도 합니다.

변비는 위염과 역류성 식도염 치료의 중요한 변수입니다. 변비가 심하면 치료가 더딜 수 있다는 얘기입니다. 20년 이상 오랜 소화 불량이 있는 경우, 체형이 마른 분들이 많습니다. 소화가 안 되고 마른 분들은 명치 부위 갈비뼈와 갈비뼈 사이의 각도가 좁고 긴 체형이 많고, 식도에서 위로 음식이 넘어가는 과정이 오래 걸립니다. 여기에 만성적인 변비가 동반한다면 위의 입 출구가 다 막히는 양상이 되어 종일 트림이 나고, 이를 해소하려고 일부러 토를 하기도 합니다. 만성 피로가 많고 명치가 멍하고 아프다고 호소하시면 혈압도 좀 낮은 편인데, 앉았다 일어설 때 현기증이 유발되기도 합니다.

변비 자체가 위장의 소통 기능을 방해하고 노폐물이 몸에 오래 쌓이면 기타 독성 물질이 유발될 수도 있으므로 변비 해소 자체가 매우 중요합니다. 일시적으로 알로에 같은 차가운 성질의 사하제를 드시면서 그때그때 해결하는 것은 근본적인 치료법이 될 수 없고 오히려 알로에의 찬 성질로 인해 위의 소화, 흡수, 분해 작용이 더 안 될 수도 있습니다. 일 주 이 주 안에 조급하게 치료해선 안 되고 서서히 달래는 방법으로 치료해야 합니다. 가령 7일에 1번 배변을 보는 경우라면 2일에서 3일에 1번 배변을 보는 것을 목표로 하시는 것이 좋습니다. 채소와 같은 섬유질 섭취는 배변을 촉진하므로 자주 드시되 포만감이 나타날 때까지만 섭취하시기 바랍니다. 자칫 상복부 포만감을 늘 유발할 수 있기 때문입니다. 또한, 배변을 방해하는 빵, 떡, 라면 등의 섭취를 삼가야 합니다.

변비가 심한 경우 배를 눌러보면 배꼽 주변으로 많이 뭉쳐있는 경향이 강하고 위 기능이 심각하게 떨어지신 경우에는 복부 전체를 살짝만 눌러도 몹시 아파하십니다. 처음엔 침 치료 자체가 통증을 유발하지만 계속 치료를 받으면 통증이 점차 사라집니다. 처음에 아프더라도 침 치료는 변비 치료에 큰 도움이 되므로 주 2회 정도 시술 받으시면 좋습니다.

27. 두드러기가 동반된 위장병

　두드러기는 병의 원인이 화와 열입니다. 위장에 열이 많이 쌓여 위염이나 장염이 되듯이 열이 과잉되어 피부에 표출되는 반응이 두드러기입니다. 두드러기는 먹은 음식물의 영향이 대부분이지만 가정 내 혹은 업무나 학업에서 유발된 정신적 스트레스가 원인이 될 수도 있습니다. 상한 음식의 결과로 일종의 식중독의 양상으로 두드러기가 나타나기도 하고 기름진 음식이나 즉석식품이 원인이 되어 두드러기가 유발될 수도 있으므로 이런 체질적 소인素因을 가진 분들은 음식을 조심해야 합니다.

　특정 음식에 대한 영향이 없는 두드러기 증상에 주기적으로 항히스타민제를 처방받아 복용하시는 경우, 만성 소화 불량에 시달리고 약간 체한다 싶으면 두드러기가 발생하거나 항히스타민제를 복용하다 중단하고 약효가 떨어질 만한 삼 일쯤 되었을 때 주로 허벅지나 무릎 뒤나 위팔과 아래팔이 접히는 부분 등의 접히는 곳에 두드러기가 발생했다가 세 시간쯤 지나면 조금 완화되기도 할 것입니다. 죽만 드실 정도로 위가 약하신 분이라면 우선 위의 운동 기능을 회복하는 데 주안점을 두고 치료를 받은 후 소화가 어느 정도 되는 상태에서 피부 면역에 관련된 처방을 받는 것이 좋습니다. 피부에 관련된 약재들이 소화력을 떨어뜨리는 경우가 많기 때문입니다.

　당뇨가 있으면 두드러기로 인한 가려움증이 더 심해지기도 합니다. 당뇨가 오래되면 위장 기능도 떨어지고 팔다리가 저리고 아픈 경우도 생기는데, 전반적인 혈액이나 말초 신경 순환을 떨어뜨립니다. 그러면 두드러기와 같은 피부 질환을 악화시키는 경향이 있습니다. 혈액 순환을 개선하기 위해 파극천巴戟天에 막걸리를 넣고 약한 불로 볶은 후 이를 건조하여 차로 끓여 복용하시면 좋습니다.

두드러기가 잘 생기는 경우 온천수에 몸을 담그면 증상이 좋아질 수 있습니다. 물론 유황 성분이 많은 온천수는 드시지는 말아야 합니다. 몸 안에 쌓인 노폐물을 제거하는 것이 치료의 목적이니 식사 후 좀 쉬었다가 땀이 푹 날 때까지 몸을 담그신 후 바로 그쳐야 합니다.

28 수험생의 위장병

수험생들은 책상에 오래 앉아있고 운동할 시간이 특히 부족하므로 만성적인 위장병에 시달리는 경우가 많습니다. 위장병에 오래 노출되면 머리가 맑지 않고 집중도 안 되어 학습능률이 떨어지며 나아가 성적이 부진한 결과를 초래하기도 합니다. 학습 자체와 기력에만 초점을 둔 많은 수험생 부모님들은 홍삼 등의 건강식품을 몇 달간 복용시키는 경우가 많을 것입니다. 만성 위장병에 시달리는 수험생이라면 위장도 같이 치료받아야 합니다. 요즘은 어린 학생들도 방과후 늦은 시간까지 학원에 다니는 등 학업 스트레스에 시달리는 경우가 많습니다. 어린 나이에 늦게까지 학원 공부하는 것은 너무 무리가 아닌가 하는 생각이 듭니다. 학원에서 배운 걸 자기 지식으로 만들려면 배운 걸 복습하는 시간이 중요합니다. 그러려면 책상에 앉아 있는 시간 동안 굵고 짧게 집중하는 습관이 들어야만 합니다. 위에서 말씀드린 것같이 위장이 좋지 않으면 절대 머리가 맑아지지 않습니다.

 수험생의 위장병이라 해서 일반 위장병과 크게 다르지 않으며, 공복 시 속 쓰림, 가스 창만, 명치 답답함 등이 나타나는데, 기본적으로 정신적 스트레스가 주된 원인입니다. 마음이 편해야 하고 수시로 긴장하고 가슴이 두근거린다면 심장을 안정시키는 약재를 배합한 처방을 해야 하는 경우가 많습니다.

 1주일에 1번이라든지 심리적 안정을 위한 침 시술을 통해 시험에 대한 압박감을 줄이면 숙면과 더불어 낮에 졸지 않고 수업에 집중할 수 있습니다. 새벽 속 쓰림 증상과 명치부 답답함이 수험생 위장병의 특징적인 증상입니다.

 속 쓰림을 가중하는 음식은 초콜릿, 커피 등 카페인을 많이 함유한 식품이며, 수험생의 특성상 정신적 스트레스가 과도하면 증상이 더 심해집니다. 더불어 과민성 대장 증상이 동반되어 대변이 묽고 심하면 하루에도 4회, 5회 이상 화장실을 가기도 합니다. 평소 대변이 묽고 속이 자주 쓰린 수험생이라면, 산약山藥을 황토와 함께 섞은 후 불로 볶아 건조하여 이를 차로 끓여 상시 복용하면 좋습니다. 산약은 마의 덩이뿌리를 말합니다.

 중요한 시험 날엔 수험생뿐 아니라 부모님 역시 긴장하게 됩니다. 공부를 잘했던 부모라도 대신 시험을 치러줄 수 있는 게 아니라 더 그런 것 같습니다. 정작 수험생들은 시험이 시작되면 긴장감이 줄어드는데, 지켜보는 사람들은 그렇지 않습니다. 가슴이 두근거린다면 한의학에서 흔히 심담허겁心膽虛怯이라고 합니다. 심장과 담이 약하여 겁을 잘 느낀다는 뜻입니다. 겁이 나면 가슴이 자주 두근거립니다. 가슴이 두근거리기 전 귓불이 빨개지면서 열이 나기도 합니다. 한의학에선 이런 경우 가미온담탕加味溫膽湯이나 우황청심환牛黃淸心丸을 처방합니다. 심장을 안정시키는 약재 중에는 소화에 부담을 주는 약재들이 있으므로 소화기가 약하시다면 짧은 기간 복용하는 게 좋습니다.

시험 전날엔 잠이 잘 안 오시죠? 잠이 안 올 때 대추차를 드시는 경우가 많은데 대추차도 많이 마시면 복부 가스 창만을 유발할 수 있고, 다음 날 시험 치를 때 좋은 몸 상태를 방해하므로 안 드시는 것이 좋습니다.

29 머리가 아플 때

살다 보면 머리가 아플 때가 많습니다. 원인에 따라 머리 아픈 부위가 조금씩 달라집니다. 뒷머리가 아플 때도 있고 정수리가 묵직하면서 머리가 멍하기도 합니다. 때에 따라 귀 윗부분 옆머리가 찌릿찌릿하면서 아플 때도 있습니다.

뒷머리가 아픈 증상은 주로 혈압이 정상보다 높아지거나 목덜미와 어깨 근육이 많이 뭉친 경우 유발됩니다. 신경 쓰는 일이 많으면서 육체적으로 몸을 혹사할 때 목덜미가 뻐근하고 두통이 유발되는 경우가 많습니다. 신경 쓰는 일이 잠깐 있다 말면 괜찮겠지만 한동안 신경 쓰고 육체적으로 혹사한다면 뒷머리 통증이 있으면서 많이 피곤하면 구역감이 들기도 합니다. 신경을 많이 쓰면 우선 스트레스성 위염이 유발되는 일이 많고 뒤이어 소화 불량이 유발됩니다. 위장 기능의 점진적 약화와 육체 피로 상태는 전신 순환이 저하되고 손발이 저리거나 손끝 부분의 감각이 이상 그리고 혈액 순환이 잘 안 됨을 느끼게 됩니다. 순환이 안 된다는 것은 우리 몸의 각 세포나 조직, 기관이 신선한 산소와 영양분을 제대로 공급받지 못하고 이들 기관에서 배출된 이산화탄소나 노폐물이 적절히 몸 밖으로 배출되지 않음을 뜻합니다. 그래서 근육 내에도 피로 물질이 많이 쌓이게 되어 목덜미뿐 아니라 팔다리 허리 근육 대부분이 자주 뭉치는 현상을 경험하게 됩니다. 이로 인해 몸이 항상 찌뿌둥하고 머리가 아프거나 맑지 않은 증상이 유발되는 것입니다. 우선 신경 쓸 일이 줄어들어야 근본적으로 해결되겠지만 단기간에 해결될 일이 아니라면 육체적 소모로 인해 떨어진 양기를 보강하고 소화기를 회복시키면서 전신 순환을 개선하면 증상이 개선됩니다. 목덜미 뻐근한 증상이 있기 전 눈 피로 증상이 먼저 나타나는 경우가 많은데, 전신적인 순환을 속히 개선할 필요가 있고, 자율 신경의 균형이 깨져있는 경우가 많습니다. 이와 더불어 가정에서는 샤워기를 이용하여 따뜻한 물로 목덜미와 어깨 부분을 매일 저녁 5분 정도 쐬고 있으면 국소 순환을 개선하는 데 도움이 됩니다. 이럴 땐 칡차를 끓여 드시면 도움이 됩니다. 혈압 상승으로 머리가 아프시다면 천마天麻를 복용하시면 좋으며 천마를 생강과 함께 끓여 드시면 속이 불편할 수 있는 문제도 같이 해결됩니다.

근육 내 피로 물질이 쌓여 허리와 다리가 아픈 경우엔 복어를 드시면 좋습니다. 복어는 허한 것을 보하고 노폐물을 제거하는 효능이 있습니다. 복어 자체엔 테트로도톡신Tetrodotoxin이라는 강력한 독이 있으므로 섭취 시 복 전문 조리사의 도움을 받는 게 좋습니다. 참고로 독이 있는 부위를 제거하고 미나리와 함께 끓여 드시면 복어 독 자체는 물론 몸의 독소를 제거하는 데도 도움이 됩니다.

정수리가 묵직하면서 머리가 멍하다면 감기에 걸렸거나 어떤 일에 지나치게 몰두하거나 신경을 많이 쓴 경우에 나타나는 증상입니다. 정수리 통증엔 천궁川芎이라는 약재를 추천할 수 있습니다. 천궁을 차로 끓여 드시면 도움이 됩니다.

앞머리가 아프고 앞이마가 아플 수도 있는데 앞머리가 아픈 경우 통증은 콕콕 쑤시는 양상이 아니라 묵직하고 조이는 듯한 느낌을 줍니다. 앞머리가 자주 아픈 사람은 평소 소화력이 약한 사람입니다. 머리뿐 아니라 몸이 자주 찌뿌둥하고 무거운 증상을 호소하죠. 이런 분 중 내시경상 정상 진단을 받은 경우도 많습니다. 앞이마가 아플 때는 주로 한사寒邪에 상傷한 경우인데 한의학에서 한사란 외부의 차가운 기운을 말합니다. 얇은 옷을 입고 추운 데 오래 머물다 한기를 느낄 때 앞이마가 뻐근한 증상이 나타납니다. 이럴 땐 따뜻한 물을 받은 욕조에 몸을 담그고 땀을 내면 많이 좋아질 겁니다.

옆머리가 아픈 경우엔 주로 한쪽 머리만 아픕니다. 전형적인 편두통의 양상입니다. 편두통은 앞머리 통증처럼 위장이 약한 분들에게 잘 나타납니다. 여기에 추가할 건 맥이 주로 약한 사람에게 잘 유발된다는 것입니다. 하는 일이 비슷하거나 많은데 체력이 따라주지 않을 때 편두통이 잘 찾아옵니다. 이럴 땐 당귀當歸를 차로 끓여 드시면 좋습니다. 당귀는 혈액의 흐름을 원활하게 하는 데 도움을 줍니다. 당귀는 부인과 질환을 치료하는 데 빠져서는 안 될 정도로 비중을 차지합니다. 어혈을 제거하고 새로운 피의 생성을 도와 빈혈로 인한 어지럼증, 부정기적 출혈 그리고 난임을 치료할 때 쓰입니다.

머리가 전체적으로 다 아프고 머리가 울리는 듯한 느낌을 자주 받는다면 만형자蔓荊子를 복용하시면 됩니다. 순비기나무의 열매를 말하는데, 찬바람이 불 때 눈물이 잘 나고 눈이 침침한 경우 도움이 되고 치아를 튼튼하게 해줍니다.

30 면역 저하, 만성 피로, 기침

면역이 떨어지고 육체 피로가 누적되면 위장의 운동 역시 저하되기 쉽습니다. 고혈압이나 당뇨, 고지혈증 같은 대사성 질환이 오래되거나 기관지 천식이나 폐결핵 혹은 폐암 수술 병력 등을 가지고 계신 분들은 특히 면역이 떨어지는 경향이 많습니다. 여기에 규칙적인 운동을 안 하시는 분들은 더욱 몸이 무겁고 피로한 경향이 강합니다.

위장 운동이 많이 떨어지신 경우 위 운동 기능 개선제를 처방받으시는데, 간혹 졸림증을 유발하기도 합니다. 젊은 위장병 환자분은 이런 종류의 약을 조심해서 복용해야 하지만 보통 이 약물은 보통 노인분에게 많이 처방됩니다. 인위적으로 약효가 있는 동안 위 운동이 나아지므로 젊은 시절부터 이런 약물에 의존하면 나이가 들어서 위 운동이 거의 안 되어 죽만 먹어야 하는 일도 벌어질 수 있기 때문입니다.

면역과 만성 피로를 한방에선 '기가 허虛하다'라고 표현을 하는데, 실제로 진맥을 하여보면 맥이 가늘고 약하게 뛰는 것을 느낄 수 있습니다. 특히 소화기가 약할 때 비기허脾氣虛, 위기허胃氣虛라고 하는데, 소화의 주체인 비위의 기운이 약함을 뜻합니다. 따라서 비위의 기를 보충하는 치료를 병행하여 위장관 스스로 운동이 회복될 수 있는 치료법을 사용해야 합니다.

종일 죽으로만 드시고, 내시경상 아무 이상이 없는 기능성 소화불량이라면 특히 비위의 기를 보충하는 치료를 받으셔야 하며 위장에 자주 발생하는 적체를 해소할 필요가 있습니다. 위 운동을 방해하기 때문입니다. 위장의 적체를 풀어주는 데는 삼릉三稜이라는 약재를 추천할 수 있습니다. 삼릉은 뿌리줄기를 약으로 사용합니다. 복부나 옆구리나 뭉치고 그득하게 아플 때 이를 풀어주는 효과를 가지고 있습니다. 다만 어혈을 제거하는 효능으로 약성이 좀 강할 수 있으니 말린 귤껍질과 더불어 죽을 만들어 드시면 무난하게 섭취할 수 있습니다. 어혈을 좀 완만하게 다스릴 수 있는 약재로는 연근이 있습니다. 연근은 연뿌리를 말합니다. 연뿌리는 즙을 내어 먹는데 음식을 잘 못 먹고 토하고 설사하는 증상을 치료하며 갈증을 해소해 줍니다.

위 운동이 떨어지는 분들에게 스트레스 검사를 하면 교감 신경이 필요 이상으로 높아진 경우가 많습니다. 신경이 예민하고 건강 염려 성향이 강하신 분들에게 많이 나타납니다. 몸이 안 좋으면 인터넷 검색을 많이 하시는데, 모든 증상과 질병을 자신의 상황과 결부시키는 경향이 강하고 심해지면 큰 병원에서 여러 검사를 받고도 안정을 취하지 못할 수도 있으니 자신의 몸에 대한 지나친 인터넷 검색은 절제하시는 것이 좋습니다.

위장 운동이 떨어지신 경우 위하수라고 진단을 받고, 혈압은 90/60 mmHg 이하로 낮은 경우 홍삼을 복용하시면 좋습니다. 다만 하루에 4g을 넘기지 말고 드시면 좋습니다.

성장이 부진하여 또래들보다 좀 작은 경우 위장 기능이 떨어지는 어린이들도 있습니다. 이 아이들은 위장 기능이 회복되면 성장도 잘 됩니다.

갑상선 기능 저하증이 있는 경우에도 만성 소화 불량이 나타날 수 있습니다. 갑상선 기능 저하가 위장 운동을 떨어뜨리기 때문입니다. 갑상선 호르몬 수치가 정상보다 낮다면 갑상선 호르몬 수치를 정상화하는 약물 치료를 받으면서 위장도 치료해야 합니다. 자고 나면 얼굴과 손발이 붓는 증상, 기력저하, 추위 잘 탐, 쉽게 살찜, 변비 등의 증상이 나타나면 몸의 대사 기능이 떨어진 것이 원인이므로 이를 회복하는 데 주안점을 두고 치료하며 증상이 회복됩니다.

위암으로 인해 위를 부분 절제 혹은 전 절제를 하신 경우 위 무력증이 나타나 소화가 잘 안 되며 식후 트림을 자주 하시고 단단한 음식에 대한 부담이 많게 됩니다. 위장이 약한 일반 사람들보다도 치료 기간이 더 걸릴 수 있겠지만 앞서 설명한 것처럼 삼릉, 귤껍질에 인삼을 추가하여 죽을 쑤어 꾸준히 드시면서 주 1회 정도 침 치료를 병행한다면 점점 증상이 호전될 것입니다. 침은 너무 자주 맞지 않는 것이 좋은데 너무 잦은 침 치료가 몸을 더 피로하게 만들 수도 있기 때문입니다.

위장병 환자분은 잦은 기침을 하면서 잘 낫지 않기도 합니다. 기침하는 이유는 위장에 미주 신경이 분포하여 이에 대한 자극으로 인한 반사작용reflex의 결과이므로 위장병이 나아지면 기침은 자연스레 사라지게 됩니다.

만성적인 피로는 근력을 떨어지게 하고 팔다리 근육 긴장도를 높이고 경련을 유발하는데, 이런 경우 의이인薏苡仁이 좋습니다. 의이인은 율무쌀을 말하며 폐 기운을 안정시켜 만성적인 기침을 해소하는 데 도움을 줍니다.

기침과 더불어 가래가 멈추지 않는 경우엔 패모貝母를 활용하면 좋습니다. 패모는 백합과 식물로 비늘줄기를 약으로 사용하는데 가슴이 답답하고 갈증이 나는 증상을 해소합니다. 심장과 흉부에 정체된 기를 흩트려 주므로 마음이 답답한 화병 개선에도 도움이 됩니다.

31   손발이 저리고 차가움

 젊었을 때는 잘 몰랐지만 나이가 들면서 손 저림증을 호소하시는 분들이 많습니다. 식당에서 일하시는 분, 무거운 짐을 많이 드시는 분, 손을 많이 쓰는 일을 하시는 분이 증상이 더 심한 편입니다. 손이 저리면서 손이 차갑기도 하고, 손가락의 특정 부위만 감각이 이상하고 심지어는 없다고 말씀하시는 분들도 계십니다. 손 저림증 증상, 이것은 일종의 마비입니다. 마비란 우리 몸의 일정 부분의 신경학적 손상과 기능 장애를 말하는데, 신경의 영양 상태가 나빠도 기능장애를 유발할 수 있습니다. 왜냐하면 신경 내부에도 혈관이 분포되어 있기 때문입니다. 따라서 신경 손상에는 혈액 순환 장애를 겸할 수 있다는 얘기입니다.

 손 저림증 증상이 나타나면 먼저 목의 문제를 의심합니다. '목 디스크가 아닌가' 하는 생각을 하게 되는 것입니다. 처음 병원에 가게 되면 목 사진부터 찍어보자는 경우도 이 때문이며, 사실 목 자체에 큰 문제가 있는 경우는 드뭅니다. 하지만 많은 분이 디스크가 유발되기 쉬운 목 상태를 가지고 있습니다. 왜냐하면 대부분의 사무직 종사자들이 일자목 혹은 거북목이 있고 목이 뻣뻣한 편이기 때문입니다. 목 디스크로 인한 손 저림 증상은 특징적인 손가락 저림증을 동반하는데, 경추 신경 6번, 7번, 8번이 디스크에 눌려 손가락에 남의 피부 같은 마비감을 유발합니다. 가령 6번 목신경이 눌리면 엄지부터 중지까지 마비감이 동반되고, 7번, 8번 목신경이 눌리면 약지와 새끼손가락에 마비감이 유발됩니다. 목 디스크의 손 저림증 증상은 목과 어깨, 팔을 타고 내려가는 것이 특징이며, 고개를 저린 쪽으로 기울였을 때 증상이 더 심해지는 특징이 있습니다.

 손 저림증 증상은 대개 요골 신경, 정중 신경, 척골 신경의 분지分枝들이 눌려 유발되는 것이 일반적입니다. 이를 신경 포착 증후군이라 합니다. 신경이나 혈관은 비슷한 주행走行 경로를 보이며 주변 연부 조직인 근육, 인대 등에 의해 쉽게 눌릴 수 있는데, 눌리는 가장 대표적인 이유는 근육이나 인대의 염증입니다. 염증이 생기면 그 부위가 부풀게 되고, 염증이 만성화되면 부푼 상태로 고착되는 경향이 있고, 만성적으로 신경을 눌러 마비감을 유발할 수 있는 것입니다. 따라서 손 저림증 치료는 신경이 눌릴만한 부위의 연부 조직의 염증을 완화하고 부종을 개선하면 해결됩니다. 손 저림증 증상이 너무 오래되면 피부가 위축되기도 합니다. 가장 흔하게 보는 부위는 손등의 엄지와 검지 사이의 합곡혈이 위치한 곳입니다. 신경에 문제가 생기면 여기 살이 움푹 들어가 있게 됩니다. 일단 살이 꺼지게 되면 도로 채우는 것은 너무나도 어려우므로 손 저림증이 계속되면 초기에 적극적으로 치료하시기 바랍니다.

 손발이 저리고 차가운 것도 위장이 약할 때도 나타날 수 있습니다. 날씨가 추워지면 증상이 더 심해집니다. 손발이 다 저리고 차가운 사람도 있지만, 발만 저리고 차가운 사람들도 있습니다. 손발이 차가운 증상은 혈액 순환이나 신경 순환이 잘 안 된 결과입니다. 혈액 순환은 우리가 상식적으로 잘 알고 있으나 신경 순환이 안 된다는 것은 쉽게 이해가 가지 않습니다. 위장이 약하면 평소보다 근육이 잘 뭉치게 되는데, 처음엔 상 하복부 중심으로 단단해지다가 어깨나 등이 결리고 아프고 나중엔 팔다리 근육도 자주 뭉치게 됩니다. 팔다리 근육, 특히 위팔과 종아리 부근이 많이 뭉치면 근육 주변 신경이 눌리게 됩니다. 신경이 눌리면 순환이 잘 안 되어 저림증과 냉증 심하면 찌릿한 통증이 느껴지기도 하는 것입니다. 우리가 저림이라고 말할 때는 '피가 잘 안 통한다', '감각이 무디다', '남의 살 같은 느낌이다' 등 다양한 방법으로 표현하는데, 넓은 의미에서 보자면 모두 '마비'입니다. 사지마비처럼 거동을 못 하는 경우, 중풍을 맞고 후유증으로 한쪽 팔다리가 움직이지 않는 경우도 마비이지만, 운동 기능의 상실 없이 감각의 저하도 마비라고 볼 수 있습니다. 마비가 오래되면 합곡혈을 예로 든 바와 같이 그 부위의 근육이 쪼그라드는 경우를 보게 됩니다. 그만큼 신경이나 혈관을 통한 영양 공급이 안 된 결과라고 볼 수 있습니다. 발만 저린 경우 손만 저린 증상보다는 말초 순환이 더 안 되는 상황이라고 볼 수 있습니다. 일례로 손발이 모두 저리고 차가운 경우 좋아질 때는 손이 먼저 따뜻해지고 저림이 개선된 후 발 저림이나 냉증이 호전됩니다. 손발을 저릴 때 주무른다고 좋아질까요? 주무르는 것보다 손발을 따뜻하게 해줄 필요가 있고 다음엔 팔꿈치와 손목 사이의 아래팔 근육들과 양측 종아리 근육을 마사지하면 증상 해소에 도움이 됩니다.

 속이 자주 메스껍고 구역감이 들고 울렁거리면 손에 쥐가 잘 나기도 합니다. 이때 모과차를 상복하시면 좋습니다. 모과는 음식물 분해력을 높이고 배꼽 주변에서 심장의 박동처럼 뛰는 증상을 가라앉히는 효과가 있습니다. 여기에 근육과 뼈를 강하게 하고 다리와 무릎에 힘이 없는 증상을 해소하는 데도 좋습니다. 이럴 때 독비犢鼻혈을 지압하시면 좋습니다. 무릎뼈 아래쪽 바깥 방향으로 움푹 들어간 지점을 말합니다.

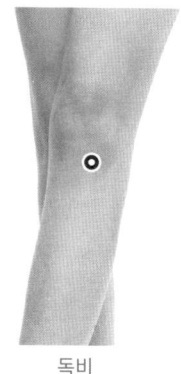

독비

무릎이 시리거나 무릎 아래가 특히 저리고 시린 느낌이 자주 드는 경우 활용할만한 약재는 우슬牛膝과 두충杜沖입니다. 우슬은 뿌리를, 두충은 나무껍질을 약으로 활용합니다. 둘 다 차로 끓여 드시면 됩니다. 참고로 우슬은 만성 변비를 해소합니다.

목 디스크와 팔 저림에 대해 더 이야기해보겠습니다. 스마트폰의 보급과 일상생활의 대부분이 모바일을 통해 이루어지는 현재 목 디스크 환자의 수도 계속 늘어나는 추세입니다. 스마트폰을 집중해서 하다 보면 아무래도 고개를 숙이고 화면 가까이 얼굴을 가져가는 동작이 가장 큰 원인입니다. 가끔 고개를 뒤로 빼는 동작을 취하면 그나마 좀 낫지만, 게임이나 기타 문서 작업, 인터넷 검색에 몰두하게 되면 목을 일자로 만들게 되고 목덜미도 뻣뻣해집니다. 학생이 공부할 때도 이 같은 동작을 취하게 되는데, 책을 집중하여 볼 땐 고개를 숙이게 되고, 시험을 보거나 토익과 같은 어학 시험을 치르는 경우 얼굴을 시험지에 파묻을 정도로 보게 됩니다. 이런 식으로 책을 자주 보거나 시험을 자주 치르게 되면 목은 일자에 가까워지고, 이런 동작을 오랜 세월 지속하다 보면 일자목 증상은 대추혈大椎穴(목덜미 중앙에서 등 쪽으로 내려가다 보면 볼록 튀어나온 돌기의 아래)이라는 경혈점 부근이 많이 붓게 됩니다. 오랜 시간에 걸쳐 천천히 뭉쳤기 때문에 볼록 솟아 있음을 인지할 때는 이미 근육 뭉침이 상당히 심하고 매우 단단합니다. 따라서 평소 책이나 스마트폰을 일정 거리를 두고 보아야 합니다. 근육이 풀어지려면 상당한 시간이 필요하므로 집에서 날마다 더운물이 나오는 샤워기로 대추혈 부근을 5분 정도 풀어주는 것이 좋습니다.

경한 목 디스크의 경우 단순히 목덜미만 뻣뻣해지나 증상이 심하면 신경을 압박하여 목을 통해 팔 그리고 손가락까지 이어지는 저림증과 통증이 발생합니다. 경추 신경이 눌리는 부위에 따라 손가락의 저림증이 나타나는 부위가 다릅니다. 목 디스크의 저림증은 팔 안쪽보다 바깥쪽으로 이어지는 경우가 많고 만약 팔의 안쪽으로 이어지면서 엄지와 검지 부근의 저림이나 통증이 유발된다면 겨드랑이에서 갈라지는 다른 신경들 그리고 여기서 이어지는 요골 신경, 척골 신경, 정중 신경 등이 주변 근육에 의해 눌린 경우입니다. 신경이 주변 근육에 의해 눌려 저림증이 발생하는 질환을 신경 포착捕捉 증후군이라 부르는데 포착이란 무언가를 꼭 붙잡는 의미입니다.

몸 전반적으로 감각이 저하되고 저리고 아플 땐 독활獨活을 활용합니다. 땅두릅의 뿌리를 사용하며 관절이 뻐근한 증상을 치료하며 폐 기관지염이나 후두염으로 목이 잘 쉬는 증상을 낮게 합니다. 구안와사가 발생했을 때도 복용하면 좋습니다.

32. 입이 쓰고 배꼽 바로 윗부분이 단단하고 박동搏動이 있을 때

입이 쓴 증상은 감기에 걸린 후 열은 내렸으나 잔기침이 멈추지 않고 인후가 마르고 눈이 어지러운 증상과 함께 나타납니다. 감기에 걸리지 않더라도 입이 쓴 증상은 목과 입안이 마르는 증상과 함께 나타납니다. 내부의 열이 위로 올라온 상황이며 이 열은 위의 염증의 결과물로 나타나기 쉽습니다. 내시경 검사상 정상으로 나올 수도 있는 신경성 위염입니다. 신경성 위염에 걸리면 식사 시 음식 섭취에 대한 부담이 큽니다. 적은 양의 섭취에도 부담을 느끼고 수학력이 나날이 떨어지고 기운도 빠지므로 더욱 예민한 성격이 됩니다. '예민함'은 심각한 문제입니다. 예민함이 극에 달하면 본인 증상에 대한 가족들의 관심과 이해가 멀어지고 치료가 잘 안 되거나 오래 걸리는 경우가 많습니다. 마음을 좀 내려놓고 저녁 식사 후 반드시 걷기 운동을 생활화하시길 바랍니다. 입이 마르고 쓴 증상엔 토사자菟絲子를 드시면 좋습니다. 토사자는 새삼의 종자를 말하며 양기를 보강하여 허리와 무릎이 차가운 증상을 치료하고 몸이 잘 붓는 증상을 해소합니다.

입이 쓴 증상을 완화하기 위해 치자(梔子)를 드시면 도움이 되는데, 치자나무의 열매는 위 속에 정체된 열을 제어하는 효과가 커 그 열기가 입안으로 올라와 건조하게 만들고 입이 쓴 증상을 치료하며 가슴 열감도 해소해 줍니다.

소화력이 약하면 배에서 심장의 박동과 비슷하게 느껴지는 경우를 경험하셨을 것입니다. 임신부라면 중기 이후에 태동으로 인해 복부에서 박동이 느껴질 수 있지만, 남성이나 임신부가 아닌 경우 배에서 박동이 느껴지는 이유는 신경성 위염 혹은 소화 불량증입니다.

원래 복부엔 대동맥이 흐르는데 소화가 잘 되는 정상인의 경우 이런 박동이 느껴지지 않습니다. 물론 복부 대동맥 혈관이 부분적으로 팽창한 대동맥류가 나타날 때도 박동이 나타날 수 있습니다. 중년층 이상에서 오랜 기간 흡연을 해왔다면 CT 검사나 초음파 검사를 받아 확인하는 것이 좋습니다. 여기에 이상이 없다면 위장 기능 측면에서 다룰 문제입니다. 배에서 나타나는 박동은 증상은 주로 배꼽 바로 윗부분에서 나타나는 경우가 가장 흔하고 다음으로는 배꼽 아래가 흔합니다. 위장 기능이 많이 안 좋은 사람들은 복부 여기저기에서 이러한 박동이 느껴집니다. 명치나 배꼽 윗부분에서 뛰는 증상은 위 기능 저하일 때 나타나며, 등이 아프고 앞이마나 머리가 무겁고 아프며 집중력이 떨어지는 증상이 동반됩니다. 배꼽 아래가 뛸 때는 주로 변비나 설사, 하복부 통증 등이 있을 경우로 과민성 대장 증후군에서도 나타나는 증상입니다. 복부 여기저기서 심장의 박동 같은 게 느껴진다면 위장 기능이 전반적으로 다 안 좋음을 뜻합니다. 이러한 박동은 대개 마른 체형의 신경이 예민한 분들에게 자주 나타나는 증상이지만 보통 체형인 사람도 업무상 혹은 기타 정신적 스트레스가 과도한 경우에도 나타나며, 스트레스가 많을수록 박동도 거세집니다. 배에서 심장의 박동 같은 게 느껴질 때 치료는 50일 내외의 시간이 소요됩니다. 전반적인 위 기능을 정상적인 상황으로 재설정하고 정신적 피로를 해소하는 데 걸리는 시간입니다. 위장 운동 기능이 온전히 회복될 때까지는 증상이 줄어들고 심해지는 것을 반복하게 됩니다. 증상을 완화시키려면 저녁 식후 혹은 시간을 할애하여 20분 정도 산책을 하는 것도 치료에 많은 도움이 됩니다. 이때 걷기의 효과는 위장 운동 기능 회복에 도움을 주고 심리적 안정에도 도움을 주기 때문입니다. 음식은 밥, 채소, 삶은 고기 위주로 드시고 콩, 우유, 두유 등은 삼가는 것이 좋습니다.

심신의 안정과 위장 기능의 회복을 위해서는 백출白朮과 백복령白茯苓을 함께 차로 끓여 복용하시면 좋습니다. 백출은 섭취한 음식물의 분해를 돕습니다. 소화가 잘 안 되면서 식사 후 명치가 항시 더부룩함을 호소하는 경우 배꼽 바로 윗부분이 단단하게 뭉쳐있는 경우가 있습니다. 식사를 안 하면 윗배는 좀 들어가 있고 말랑한 편이지만 배꼽 바로 윗부분은 식사랑 상관없이 뭉치게 됩니다. 이 부위는 해부학적으로 위의 출구이거나 소장이 지나가는 부위이며 아랫배에 가스가 잘 차는 경우 더 단단해집니다. 소화기가 안 좋으면 등이나 어깨 근육도 뭉치지만 배꼽 주변 근육도 뭉칩니다. 반대로 생각하면, 소화기가 좋아지면 등이나 어깨 그리고 배꼽 바로 윗부분의 근육도 말랑말랑해지고 부드러워집니다. 배꼽 윗부분이 뭉친 경우 간혹 이 부위가 심장처럼 뛰는 경우가 있습니다. 소화가 더 안 되고 신경을 더 많이 쓰고 스트레스를 많이 받은 날 박동은 더 세어지게 되는데 평소 신경이 예민하고 신경성 소화 불량을 호소하는 사람에게 이런 증상이 잘 나타납니다. 이 부위에 침을 맞고 나면 맞을 땐 박동이 일시적으로 더 세어지지만 침을 뽑고 나면 박동이 점차 줄어들게 됩니다. 가정에선 손가락이나 지압 봉을 이용하여 부드럽게 풀어주시면 위의 출구와 소장의 소통이 향상되어 배꼽 윗부분이 부드러워지고 박동이 줄어들고 속이 편해지는 데 도움이 됩니다. 배꼽 윗부분의 뭉침을 해소하기 위해 아출我朮이라는 약제가 도움을 줄 수 있습니다. 뿌리줄기를 약으로 활용하며 앞서 소개했던 삼릉과 함께 사용할 수 있는데, 어혈을 제거하는 효능이 강하기 때문에 귤껍질과 함께 죽을 쑤어 드시면 좋습니다. 생리 불순이거나 하복부가 항상 뭉쳐있는 여성분들에게 특히 좋습니다. 복부 덩어리를 신속하게 풀어주는 약재로 귀전우鬼箭羽를 드셔도 좋습니다. 아파트 단지나 기타 공원에 관상용으로 심은 화살나무의 가지를 약으로 씁니다. 얼핏 보면 화살촉처럼 보이는데 그 모양만큼 효과도 빠르게 나타납니다. 산후 복부 뭉침과 통증의 완화에도 좋습니다.

33   속 쓰림과 신물 올라옴

위장이 좋지 않으면 속 쓰림 증상을 많이 경험하게 됩니다. 속이 쓰린 증상은 소화가 잘 되는 경우가 있고 소화가 잘 안 되는 경우로 나누어 볼 수 있습니다.

　소화가 잘 되면서 속이 쓰린 경우는 주로 식사 전에 속이 쓰린 경우가 많은데, 위산이 많이 분비되는 경우가 많습니다. 위산 과다나 위궤양 환자에게 많이 나타나는 증상입니다. 스트레스를 많이 받거나 직업상 음주를 많이 하는 사람에게 많이 나타나게 됩니다.

　소화가 안 되면서 속이 쓰린 경우는 만성 위염이나 역류성 식도염인 경우가 많습니다. 식사 후 명치가 더부룩하고 답답하고 갈비뼈 아래에 무언가 달린 느낌이라고 합니다. 소화가 잘 안 되면서 속이 쓰린 경우엔 위장에 음식물이 너무 오래 정체하지 않도록 소화력을 키워주어야 합니다.

　낮에 속이 쓰리다면 깨어있는 시간이기 때문에 제산제나 양배추즙 등을 드시면서 어떻게든 견뎌내기 쉽습니다. 하지만 밤에 속이 쓰려 잠에서 깰 정도라면 견디기 힘듭니다. 아픈 사람은 아주 피가 마를 정도입니다. 이런 분들은 마른 체형이 많습니다. 신경을 많이 쓰고 굉장히 예민한 편이시라 좀 내려놓고 사시라 말씀드리고 싶습니다. 일단 저녁에 과식하지 않는 게 중요합니다. 1가지 조심할 게 있는데, 우리가 저녁 식사 후 과일을 후식으로 먹는 경우가 많은데 이때 사과, 포도, 귤 등 신맛이 나는 과일을 많이 절제하시는 것이 좋습니다. 위 내에 산성도를 높여 주무시는 동안 위산이 더 많이 분비될 수 있기 때문입니다. 위산이 많이 분비되면 역류하여 신물이 올라오고 그러면 주무시다 잠에서 깰 수 있습니다. 신물이 올라오는 시간이 공교롭게도 새벽 2시에서 4시 사이라는 점이 문제입니다. 꿈을 꾸든 안 꾸든 가장 깊이 잠들어야 하는 시간에 잠에서 깬다면 다시 잠들기 어렵고 잠이 들어도 아침에 더 일어나기 힘들어집니다. 신물이 올라오는 증상이 낮에 국한되어 있으면 좀 불편해도 일에 집중하면 증상이 견딜 수 있는데 야간에 증상이 나타나면 몸이 더 힘들어집니다. 위산이 올라오면 귀가 아프기도 하고 전반적으로 얼굴에 열감이 많이 생깁니다. 폐경 이후 여성의 얼굴처럼 열이 올랐다 내려가기를 반복하게 됩니다. 게다가 입안이 건조하고 입천장이 껄끄러운 증상이 나타나기도 합니다. 당연히 입도 마르게 됩니다. 이런 증상이 심해지는 이유는 증상을 호소하는 개인이 처한 환경과 관련이 많습니다. 우선 업무상 스트레스가 많고 정해진 시간에 많은 양의 일을 해야 하는 경우가 많습니다. 교대 근무로 낮과 밤이 자주 바뀌어 일하는 분들에게 새벽 속 쓰림 증상이 많이 나타나고 상급학교 진학을 앞둔 학생에게도 나타날 수 있는 증상이며 주로 안정되지 않은 심리 상태와 밀접한 관련이 있습니다. 위로 열이 올라오고 위산 역류를 치료하면서 정신과적 치료를 병행할 수도 있으니 현재 처한 상황을 받아들이면서 조금씩 성취감을 얻는 긍정적인 마음을 가질 필요가 있습니다.

일상생활에서 속 쓰림에 좋은 약재로는 어떤 것들이 있을까요? 우선 가장 많이들 드시는 것처럼 양배추를 꼽을 수 있고, 다음엔 마인산약을 들 수 있겠습니다. 하지만, 이것보다 더 나은 효과를 가진 것은 오적골입니다. 새벽 시간에 속이 쓰린 경우 갑오징어 뼈를 가루를 내어 한 숟갈씩 드시고 주무시면 좋습니다.

34   떨림증

각종 떨림 증상은 신경학적인 문제입니다. 떨림증으로는 흔히 겪는 눈 떨림뿐만 아니라 입술 떨림도 있고 손 떨림도 있습니다. 어떤 분들은 머리가 떨리기도 합니다.

눈 떨림은 비교적 젊은 나이에도 나타나는 증상입니다. 많이 피곤하고 공부하느라 일하느라 수면이 부족한 경우 자주 나타나는 증상입니다. 흔히들 마그네슘 부족이라고 알고 계십니다. 마그네슘 부족이 원인일 수도 있으나 대다수 떨림의 원인은 전반적인 영양 부족과 마음이 지친 상태가 원인인 경우가 많습니다.

입술 떨림과 머리 떨림은 연세가 많으신 분들에게 자주 나타나는 증상입니다. 노화의 결과로 신경학적인 손상이 있을 수 있어 신경 재생력이 떨어져 온전한 치료가 어려울 수도 있으나 치료를 통해 증상을 덜하게 만들 수 있습니다.

손 떨림은 맥이 약한 분들에게 많이 나타납니다. 그리고 전반적으로 소화력이 떨어져 있습니다. 손 떨림 증상은 평소 술을 지나치게 많이 마시거나 파킨슨병 환자분들에게 자주 보이는 경향이 있습니다. 맥이 약하다는 말은 심장이 약하다는 의미이고, 심장에서 손발과 같은 말초로 피를 충분히 보내지 못하는 뜻이기도 합니다. 맥이 약하여 손 근육에 충분한 혈액이 공급되지 못하여 근육의 떨림 증상이 나타나는 것입니다. 이런 경우 약간의 알코올 섭취는 일시적으로 증상을 줄이기도 합니다. 알코올 섭취 후 혈관 확장으로 손으로 혈액이 잘 공급되기 때문입니다. 하지만 알코올이 몸 밖으로 배출되면 다시 손 떨림 증상이 나타날 수 있습니다. 물론 알코올의 과도한 섭취는 뇌신경 손상을 일으켜 손 떨림을 더 심하게 만들 수도 있으니 술 마시는 게 치료는 아닙니다. 심장이 강해지면 각종 떨림증을 개선할 수 있습니다. 심장에서 말초로 혈액을 공급해 주는 능력을 개선한다면 좋아진다는 뜻입니다. 마음의 불안 역시 떨림증을 심하게 만들 수 있으므로 불안을 해소하는 것도 심장을 튼튼히 하는 방법입니다. 심장을 강하게 하는 방법으로는 적절한 유산소 운동이 좋습니다. 이외에 떨림증을 개선하는 데 백강잠白殭蠶과 단삼丹參이라는 약재를 추천할 수 있는데 백강잠은 백강잠 균菌에 감염돼 죽은 누에를 건조한 것이고, 단삼은 뿌리를 사용하는 약입니다. 2가지 약재를 분말로 내어 생강즙과 함께 복용하시면 좋습니다.

눈이나 손이 떨리고 눈이 맑지 않고 뭔가 뿌옇게 낀 듯한 느낌을 받는다면 웅담熊膽을 복용하시면 좋습니다. 웅담은 곰의 쓸개즙을 건조한 것인데 원래는 이담 작용(담을 이롭게 하는 효능)이 강하여 담즙 배출을 원활히 하고 담석 형성을 예방하나 눈에도 좋고 경련을 억제하는 작용도 있습니다. 웅담은 소량을 가루나 환을 빚어 복용하는 것이 좋습니다. 웅담은 따뜻한 물에 미량을 풀어 흩어지지 않는 실이 형성되는 걸 진품으로 여깁니다.

35 소변을 자주 보고 싶은 증상

　소변을 수시로 자주 보고 싶은 욕구가 자꾸 들기 때문에 장거리 여행, 영화 관람 등이 꺼려지고 물을 자주 먹지 않는 경우가 있습니다. 고속도로 갓길 정차가 불법인 유럽의 고속도로를 달리다 소변을 보고 싶은 마음이 급박하게 들어 당황하기도 합니다. 소변을 자주 보고 싶은 증상의 가장 큰 원인은 긴장과 스트레스입니다. 날씨가 추울 경우 이런 증상은 더 심해집니다. 소변을 자주 보게 되는 경우 소변이 묽은 경우가 많습니다. 소변을 자주 보고 싶은 경우 요도나 전립선에 염증이 있거나 염증이 반복되어 비대증이 생긴 때도 그러합니다. 이때는 소변볼 때 요도 끝이 화끈거리기도 하고, 밤에 주무시다 소변을 보고 싶어 잠을 수시로 깨기도 합니다. 소변을 자주 보는 것은 한번 소변을 볼 때 소변이 시원하게 다 나오지 않는 것이 이유입니다 충분하게 수변이 나오면 다시 소변을 보려는 욕구가 발생할 때까지 걸리는 시간도 길어지게 됩니다.

　소변이 자주 마려운 증상은 한의학적 원인은 하체허한下體虛寒입니다. 이는 배꼽 주변 혹은 그 아래 비뇨 생식기가 위치한 곳이 허하면서 차갑다는 뜻입니다. 하체허한은 중장년 이상의 연령층에서 자주 볼 수 있으나 20대 후반부터 이런 증상을 보이는 경우도 많은 편입니다. 소위 기가 허한 경우입니다. 하체허한으로 소변을 자주 보고 싶은 욕구가 많이 생기고 위장의 운동 기능이 떨어져 음식물의 분해 흡수가 느려지게 되는 것입니다. 위장 기능 저하와 소변을 자주 보는 증상과 겉으로는 상관이 없는 것 같지만 원인적인 측면에선 하나의 가지에서 유래되었다고 볼 수 있습니다. 하체허한을 치료하기 위해선 양기를 보강하는 방법으로 하복부를 따뜻하게 해야 연이어 손발이 따뜻해집니다. 하체허한을 해소하는 가장 좋은 방법은 녹용鹿茸과 백복령을 함께 물로 끓여 차로 드시는 것입니다. 녹용은 하복부를 따뜻하게 해주는 작용이 있고 백복령은 몸 안에 정체된 습한 기운을 빼는 데 좋습니다. 백복령은 소변을 볼 때 배출되는 양을 늘려주기 때문에 소변을 자주 보고 싶은 생각을 줄여줍니다. 그 원리는 심장을 안정시키기 때문입니다. 소변을 자주 보고 싶을 때 심장도 자주 두근거림을 경험하게 되는데 백복령은 심장 두근거림을 해소하는 데도 좋습니다.

36. 갑상선甲狀腺 질환

갑상선甲狀腺이란 장기는 대사와 관련되며, 열에너지를 제어하는 중요한 기관입니다. 몸의 대사란 호흡하고 섭취한 음식물을 분해, 흡수하여 일상생활에 필요한 에너지를 만들고 이 과정에서 발생한 노폐물을 버리는 일련의 과정을 말합니다. 대사는 위장 기능에 직접적인 영향을 미치기 때문에 갑상선이 정상적으로 활동할 필요가 있습니다. 갑상선 질환 중에서 갑상선 기능 항진증, 갑상선 기능 저하증, 갑상선암과 같은 결절에 대해 살펴보겠습니다.

갑상선 기능이 항진되어 갑상선 기능 항진증이 유발되면, 인체에 열에너지가 과잉 생산되어 몸 내부에 열이 쌓이게 됩니다. 이 열은 주로 가슴에 맺혔다가 머리로 올라가는 특징을 가지고 있으며, 피곤하고 지치고 심장 박동이 빨라 가슴이 두근거리고, 열이 나는 것을 식히기 위해 땀을 과도하게 흘리게 되어 운동할 때뿐만 아니라 식사를 할 때도 땀을 수시로 흘리게 됩니다. 또 다른 증상으로는 다리에 힘이 풀려 계단에서 내려갈 때 주저앉기도 하며, 대변은 묽거나 설사를 하는 경우가 많습니다. 대사 기능이 항진되므로 소화가 더 잘 될 것 같지만 갑상선 기능 항진증을 가진 환자 중엔 소화 불량을 호소하는 경우가 의외로 많습니다. 이런 경우 도움이 되는 음식은 미꾸라지입니다. 추어탕으로 드시면 좋을 것 같으며 위장 기능을 개선하고 설사를 멈추는 효능이 있습니다.

땀을 과도하게 흘리고 설사를 할 때 모려牡蠣 가루를 드시면 좋습니다. 모려는 굴을 말하고 굴 껍데기를 불에 구운 후 가루를 내어 복용하면 대소변이 과도하게 배출되는 증상을 해소할 수 있습니다. 굴 자체는 몸에 좋은 점이 많은데 특히, 피부를 촘촘하게 하고 얼굴색을 아름답게 만들어줍니다.

갑상선 기능 항진증에 걸리면 불안, 흥분, 조급 등의 증상이 많이 나타납니다. 그 결과 가슴이 자주 두근거리고 신경이 예민하게 되고 신경성 소화 불량을 유발하기도 합니다. 그리고 혈압이 상승하여 고혈압이 되는 경우가 있으며, 이로 인해 두통을 유발하게 됩니다. 두통의 양상은 정수리에 열감을 호소하면서 전반적으로 무거우면서 아픈 통증이 있을 수 있고 뒷머리와 목덜미만 묵직하고 아프기도 합니다. 혈압이 올라가면서 발생한 두통이므로 혈압이 정상화되면서 두통은 자연스레 사라지게 됩니다. 갑상선 기능 항진증이 원인이 되어 유발된 고혈압이므로 갑상선 기능 항진증 개선으로 혈압도 내려갈 것입니다. 이러한 고혈압을 속발성 혹은 이차성 고혈압이라고 부르는데, 갑상선 기능 항진증 증상처럼 원인 질환이 나아지면 정상화되는 고혈압 질환을 말합니다.

갑상선 기능 항진증 치료는 T3, T4와 같은 갑상선 호르몬 수치가 정상보다 높으므로 약물 복용을 통해 수치를 우선 안정시킬 필요가 있습니다. 어떤 사람들은 호르몬 수치가 정상화되더라도 열이 나고 가슴이 두근거리고 살이 빠지며 땀을 과도하게 흘리고 만성 피로 증상은 여전히 가지고 있게 됩니다. 이럴 때는 황정이란 약재를 차로 끓여 드시면 좋습니다. 황정은 둥굴레를 말합니다.

갑상선 기능 저하증은 갑상선 호르몬 수치가 정상보다 낮은 값을 보이며 갑상선 자극 호르몬이 정상보다 현저히 오른 모습을 보여줍니다. 갑상선 호르몬이 적으므로 이를 분비하도록 자극하는 호르몬의 값이 상승하는 것입니다. 갑상선 기능 저하증은 전반적인 대사 기능이 줄어든 양상을 보이는데 대사가 떨어지면 에너지 생성이 줄어들어 매사 활력이 떨어지고 추위를 많이 타게 됩니다. 음식을 분해하는 능력이 저하되어 소화 불량이 수시로 나타나고 하복부가 차고 손발이 차가워지고 하지 순환이 안 되는 경우 종아리 피부에 보라색 핏줄이 선명하게 드러나 보입니다. 가임기 여성의 경우 생리 불순이 나타납니다. 생리 주기가 정상적인 28일에 비해 점점 느려지는 경향을 보이고 생리량이 줄어들고 냉과 대하가 증가하는 양상을 보입니다. 턱과 뺨 피부에 염증이 재발해 고민을 늘리기도 합니다. 또, 마음이 처지고 우울한 기분을 자주 들게 하고 무기력함을 자주 느끼고, 머리카락에 힘이 없어 자주 빠지는 증상이 나타나며, 별로 먹지 않는 것 같은데 살이 잘 찝니다. 자고 나면 얼굴과 손발이 자주 붓는 증상이 나타나기도 합니다. 대사를 높이려면 몸이 더워져야 하며 가장 간단한 방법은 족욕이나 걷기 운동을 생활화하는 것입니다. 체중이 불어나 걱정이 된다면 저녁 식사량을 줄이고 주 2회 정도 식후 산책을 하시기 바랍니다.

다음으로는 갑상선 결절과 암에 대해 알아보겠습니다. 갑상선 결절은 갑상선에 양성 혹이 생긴 것을 말하고 암은 악성 종양이 생긴 것을 말합니다. 의학 기술의 발달로 암에 걸려도 완치되는 확률이 상당히 올라간 건 사실이지만 그중에서도 가장 경과가 양호한 것이 갑상선암입니다. 결절과 같은 양성인 혹은 매우 천천히 자라는 특징을 가지고 있는데 갑상선암 중 가장 높은 빈도로 나타나는 유두암 역시 별명이 '거북이암'이라 불릴 정도로 천천히 자라는 편입니다. 통계를 보면 갑상선암 환자가 급격히 증가한 양상을 보이는데 그건 단지 초음파나 미세침 흡인 검사와 같은 검사 빈도의 증가 때문에 나타난 현상입니다. 암이나 결절 모두 정확한 발생 원인을 알지 못하나 정신적 스트레스가 누적된 것이 원인으로 보는 편입니다. 결절도 너무 커 연하 곤란이나 이물감이나 목소리를 쉬게 만드는 증상을 일으키는 경우 수술적 조치를 생각해 볼 수 있으나 대부분은 경과 관찰만 하는 편입니다. 암 진단을 받으면 양측 갑상선을 절제하고 방사성 요오드 화학 요법을 시행하게 됩니다. 갑상선을 절제한 상태이므로 수술 후엔 갑상선 기능 저하증 환자가 되는 것입니다. 갑상선 절제 시 부갑상선이 같이 절제되거나 그 기능을 잃는 사례가 많아 칼슘 제제를 같이 복용하기도 합니다. 갑상선 결절이 있거나 수술을 받은 후면 목에 얇은 스카프를 감아 따뜻하게 해주면 순환을 좋게 만들어주면 좋습니다. 결절 환자 중에는 마음을 평안하게 만드는 한약 치료와 더불어 그 크기가 줄어드는 사례도 있었습니다.

37 목덜미가 뻐근하면서 속이 울렁거리는 경우

　목덜미가 뻐근하면서 속이 울렁거리는 증상과 헛구역질이 동반될 수도 있습니다. 목덜미가 뻐근한 것은 어깨에서 목으로 이어지는 승모근, 두판상근頭板狀筋 등의 근육이 뭉쳐있어 나타나는 증상으로 목뒤가 뻐근함과 동시에 뒷골이 당기기도 합니다. 혈압이 올라갈 때 이런 증상이 나타나기도 하지만, 긴장을 잘하고 업무상 스트레스가 많고 육체와 정신 피로가 겹쳐져 있는 경우 자주 나타나는 증상입니다.

　속이 울렁거리고 헛구역질하는 증상은 위장이 안 좋은 경우 자주 나타나는 증상입니다. 대개 기력이 떨어지고 소화력이 약하게 되면 배가 출렁거리고 눌렀을 때 소리가 나게 됩니다. 물을 필요 이상 마셨을 때도 속이 울렁거리게 됩니다. 혀의 설태는 희고 두터워지며, 목과 양측 어깨가 뻐근하고 눈도 뻑뻑한 느낌이 자주 들며 차고 매운 음식을 먹으면 대변이 쉽게 묽어지는 경향을 보입니다. 이유는 몸 안에 담음이 쌓이기 때문인데, 담음의 주성분은 습과 열로 술을 자주 혹은 많이 마실 때 늘어나게 됩니다. 술의 속성이 습과 열입니다. 술 마시면 더워지죠? 그래서 체력과 면역이 떨어진 상태에서 과음한 다음 날 목덜미가 뻐근하고 속 울렁거림 증상과 헛구역질이 자주 발생할 수 있습니다. 증상을 개선하려면, 먼저 목덜미 뻐근함은 매일 더운물로 샤워하면서 5분 정도만 풀어져도 많이 좋아지게 됩니다. 속 울렁거리는 증상과 헛구역질은 섭취한 음식물을 아래로 내려보내는 위 본연의 기능이 나아져야 하므로 많은 시일이 걸립니다. 속이 울렁거림과 헛구역질은 기본적으로 몸 안에 정체된 습을 제거해야 합니다. 습을 제거하며 위장을 튼튼하게 만드는 약재는 백출입니다. 창출과 마찬가지로 삽주의 뿌리를 건조한 것입니다. 창출과 백출의 구분에 관한 차이에 대해선 의견이 분분하나 수피樹皮를 제거한 것이 백출, 제거하지 않은 것을 창출이라 말하고 있습니다. 실제 약재를 보면, 창출은 더 누렇고 재질이 거치나 백출은 색이 좀 더 하얗고 재질이 창출에 비해 부드러운 양상입니다. 백출은 무기력하고 입맛이 없는 경우에도 도움을 줍니다.

  오래된 위장병으로 구토와 구역질이 자주 나타나는 경우 곽향藿香을 수시로 드시면 좋습니다. 생강만큼 구토를 막아주는 효과가 크고, 감기 초기에 드시면 심한 몸살로 발전하는 걸 막을 수 있습니다.

38 복부 팽만

 평소 위장이 불편하신 분들은 복부 팽만 증상을 호소하는 경우가 많습니다. 복부 팽만 증상과 더불어 변비 혹은 설사가 동반될 수 있으며, 배변이 정상인 경우도 있습니다. 복부 팽만 증상이 나타날 때 같이 동반되는 증상은 바로 잦은 트림입니다. 트림은 음식이 분해되면서 아래로 내려가야 하는데, 그러질 못해서 그 기운이 위로 올라오는 것입니다. 처음엔 가벼운 트림 증상이지만 상태가 호전되지 못하면 구역감이 나타나고 더 심하면 구토를 하게 됩니다. 이들 증상을 위장관 불편감이라 하며, 위장 질환 병명에 상관없이 공통으로 나타나는 증상 군#으로 특히, 만성 위염에서 자주 보는 증상들입니다. 물론 눈으로 확인된 염증이 심하지 않다면 내시경 검사상 정상 소견이 나오기도 합니다.

 복부 팽만 증상이 나타나면, 방귀도 시원치 않은 경우가 있고, 방귀가 나오더라도 냄새가 많이 나게 됩니다. 장내 가스가 많이 누적되어 나타나며, 다른 음식물의 찌꺼기 등이 잘 배출되지 못하여 대변이 시원치 않거나 가늘게 나오는 일이 많고, 이들이 새로 내려온 찌꺼기에 밀려 나오는 경우 많이 묽거나 설사 형태로 배변이 됩니다. 복부 팽만 증상으로 장의 소통이 원활치 않으면 위 안에도 음식물 정체가 유발되게 되고 잘 내려가지 못한 음식물로 인해 지속적인 트림이 나타나게 됩니다. 이때 대변이 원활하게 나오면 복부 팽만 증상이 해소되면서 위 부위도 편해지게 됩니다.

 복부 팽만 증상을 유발하는 가장 큰 원인은 단맛의 지나친 섭취입니다. 운동이나 공부를 하여 두뇌나 근육에 피로가 쌓이면 이를 신속하게 해소하기 위해 단맛을 많이 찾게 됩니다. 하지만 단맛은 소량의 섭취만으로도 가스 창만을 유발합니다. 단맛은 단순당單純糖 섭취뿐 아니라 탄수화물의 지나친 섭취로도 유발될 수 있습니다. 식사 때 간편하게 배를 채우기 위해 빵이나 라면을 신호하는 경우가 많은데, 특히 젊은 연령층에서 많이 보게 됩니다. 밀가루 음식을 자주 많이 섭취하면 팽만 증상이 심해집니다.

우리 몸의 소화기는 식도부터 항문까지 하나의 관으로 이루어져 있으므로 어느 1가지 장기의 기능이 떨어지면 다른 연관 장기의 기능마저 감퇴됩니다. 소화기 정체의 가장 큰 원인은 복부 팽만 증상이므로 위에서 알려드린 식습관을 통해 건강한 위장 기능을 영위하시기 바랍니다.

복부 팽만을 해소하기 위해 천추天樞혈과 석문石門혈을 꾸준히 지압하시면 좋습니다. 천추혈은 배꼽 양측으로 엄지손가락 2개 굵기만큼 떨어진 지점이고, 석문혈은 배꼽 바로 아래로 엄지손가락 2개 굵기만큼 떨어진 곳입니다.

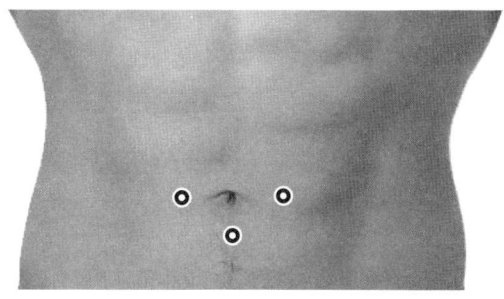

천추혈과 석문혈

39 안면 비대칭과 구안와사 口眼喎斜

　우리가 일상에서 만나는 사람 중엔 얼굴이 비대칭인 분들이 계십니다. 가만있으면 잘 모를 수도 있으나 대화를 나누다 보면 한쪽 얼굴의 입꼬리가 한쪽으로 더 치우친 경우를 볼 수 있습니다. 평소 음식을 한쪽으로만 씹어 한쪽 얼굴 근육만 뭉쳐 비대칭이 나타날 수 있지만, 과거에 구안와사를 앓고 난 후유증이 남기도 합니다. 구안와사는 대부분 자연 치유되나 얼굴 한쪽이 삐뚤어지는 후유증을 남기기도 합니다. 구안와사를 풀이하면 입과 눈이 기울었다는 뜻이며 안면 신경 마비증을 말합니다. 중풍을 맞은 후 구안와사가 올 수도 있지만, 대부분은 몸의 면역력과 체력이 떨어진 상태에서 차가운 자극에 노출된 후 구안와사가 올 수 있는 것입니다. 옛말에 '찬 바닥에 얼굴 대면 입 돌아간다'라는 말도 있습니다.

　구안와사는 어느 날 갑자기 거울을 보니 한쪽으로 입이 올라가 있고 눈이 잘 안 감기고 양치할 때 입안에 고인 물이 한쪽으로 죽 흘러내리는 증상으로 쉽게 파악할 수 있습니다. 치유 과정을 보면, 눈 안 감기는 증상이 가장 나중에 좋아지는 편입니다. 구안와사는 한의학에서 소화기인 위의 경락에 차가운 기운이 침범해서 발생합니다. 귓속이 아프거나 귀 뒤에 있는 돌기에 염증이 생긴 경우는 세균 감염으로 인한 구안와사일 수도 있습니다. 이럴 땐 세균 감염에 대한 조치가 우선이니 참조하시기 바랍니다. 그 외에 구안와사는 차가운 자극이 원인이니 차가운 물이나 차가운 음식, 차가운 바람 등 차가운 걸 일단 회피하시고 얼굴도 따뜻한 물수건으로 자주 마사지해야 치료가 빠릅니다. 면역이 떨어진 것이 원인이므로 체력을 보강하는 처방과 더불어 침 치료를 병행한다면 후유증을 없애거나 최소화할 수 있습니다.

앞에서 언급한 바 있지만, 구안와사 후유증이 아니더라도 얼굴 비대칭인 경우가 많습니다. 평소 음식을 한쪽으로만 씹는 경우 그리고 얼굴 자체에 혈액 순환이 잘 안 되는 경우입니다. 한쪽으로만 씹는 경우는 한쪽 턱관절에 문제가 있거나 충치 등으로 아픈 쪽으로 저작운동을 하지 않는 것이 원인입니다. 대개 자주 씹는 쪽 반대편이 근육이 뭉쳐있는 경우가 많아 입을 벌렸을 때 입술이 자주 씹는 방향으로 치우친 모습을 보입니다. 얼굴에 혈액 순환이 안 되는 것은 위가 포함된 족양명위경이라는 경락의 소통이 안 되기 때문입니다. 이를 개선하기 위해 앵두를 드시면 좋습니다. 앵두는 딸기 다음으로 수확 시기가 빠른 과실인데 미리 성숙하기 때문에 열이 많습니다. 위를 따뜻하게 하여 체증을 풀고 설사를 해소하고 안색을 좋게 만드는 효능이 있습니다. '앵두 같은 입술'이라는 말이 있듯이 앵두를 즐겨 먹으면 얼굴이 좋아집니다.

40 숙취 해소

적당한 음주는 혈액 순환을 도와주기도 합니다. 소량의 음주는 혈압이나 혈당을 떨어뜨리기도 합니다. 하지만 술이란 게 절제가 쉽지 않습니다. 술자리가 길어지면 아무래도 과음을 하게 되는 경우가 많습니다. 과음은 위장 기능을 떨어뜨리는 원인입니다. 술을 마신 후 어지럽고 토하는 경우도 위장의 운동 기능이 떨어진 것이고, 음주 후 다음 날 설사를 하는 것 역시 위장 기능이 떨어진 증거입니다. 술은 완전히 끊기는 어려운 일이므로 숙취 해소에 대한 한의학적 해결 방법을 소개하겠습니다.

숙취 해소의 큰 원칙은 발한 후 이소변發汗 後 利小便입니다. 먼저 땀을 뺀 후 소변을 보라는 뜻입니다. 아무래도 술을 마시면 체내 노폐물이 많이 쌓이게 되므로, 땀과 소변으로 이를 배출하면 숙취 해소가 빨라집니다. 우리가 흔히 먹는 해장에 관련된 음식을 보아도 대개 더운 탕류가 많습니다. 더운 음식을 먹고 땀을 빼고 또 국물을 먹으면 소변을 보게 될 테니 해장국에도 한의학의 숙취 해소법이 적용된 것이라 볼 수 있습니다.

그런데, 이 방법이 통하지 않을 때도 있습니다. 이 경우는 바로, 수입즉토水入卽吐의 상황입니다. 물만 마셔도 토한다는 뜻입니다. 심하게 과음한 날을 떠올려 보시면 아시겠지만, 음주 후 다음 날까지 속이 울렁거리고 토하는 상황에 자주 나타나는 증상입니다. 이때는 갈증이 나고 덥더라도 절대로 차가운 음료를 마시면 안 됩니다. 그 이유는 20분 안에 마신 음료조차 다 토하게 되기 때문입니다. 이럴 때 바닥에 누워 수면을 더 취해야 몸이 회복되는데, 중간에 따뜻한 물을 목에 적시는 정도만 마시는 것이 도움이 됩니다. 숙취를 해소하는 데 도움을 주는 약재로는 정향이 있습니다. 정향은 정향나무의 꽃봉오리입니다. 술을 많이 마시고 속이 뒤집어져 토하고 허리와 무릎이 시리고 차가운 증상을 치료합니다.

　술을 마시면 자다가 타는 듯한 갈증으로 냉장고 문을 열곤 합니다. 갈증은 다음 날에 이어지기도 하는데 이때 장수漿水를 드시면 좋습니다. 장수는 좁쌀로 죽을 쑨 후 생긴 웃물을 말합니다. 가슴에서 열이 나면서 갈증이 멈추지 않을 때 좋으며 시원하게 드시면 더욱 좋습니다.

　곱창집에 가면 처음 밑반찬으로 나오는 게 천엽입니다. 천엽은 위의 4가지 부위 중 하나입니다. 위의 네 부위는 양, 벌집위, 천엽, 막창입니다. 이 중 양은 위장 기능을 보하는 데 좋고 천엽은 열기熱氣와 수기水氣를 없애주므로 주독酒毒을 제거합니다. 음주 전 미리 천엽을 섭취하면 숙취 해소에 도움이 될 것입니다.

　술 마신 다음 날 아침 가슴이 답답하고 후끈거리는 느낌을 받을 땐 얼린 홍시를 꺼내 드시면 좋습니다. 차가운 걸 먹어 급하게 열을 내리는 작용도 있고 홍시 자체가 갈증을 풀어주고 술로 인한 열독熱毒을 풀어주는 효과가 있습니다.

　음주 후 갈증 해소엔 배가 좋습니다. 배를 갈아 넣은 음료수만 마셔도 갈증이 해소되는 느낌이 듭니다. 다만 너무 많이 드시면 헛배가 부를 수 있으니 주의하시기 바랍니다.

　음주 후 구토를 많이 하여 횡격막 부근이 아프고 갈증이 심하면 배추가 좋습니다. 배추, 양배추 모두 좋은데 성질이 차기 때문에 자주 드시면 안 됩니다. 왜냐하면, 몸이 냉해지기 때문입니다. 냉증이 생긴다면 생강차를 드셔야 해소됩니다.

41 침 치료의 효과와 주의점

　침 치료는 우리가 일상생활에서 나타나는 여러 증상을 완화합니다. 침 치료는 일반적으로 효과가 빠릅니다. 빠른 효과 때문에 주로 관절통이나 근육통의 치료에 좋습니다. 통증 자체를 줄여줄 뿐 아니라 침 맞은 부위의 국소 혈액 순환을 촉진하기 때문에, 근육이 부드럽게 풀립니다. 얼굴에 침을 맞아도 효과가 좋습니다. 특히, 침 효과가 가장 빠른 부위는 머리나 눈, 귀 부위인데, 두통의 감소와 안구 건조증과 눈 침침함, 이명증의 개선에 효과가 좋습니다. 음식물을 먹거나 씹을 때 턱관절에서 소리가 나며 아픈 경우에도 침 치료가 좋고 알레르기 비염이나 기타 통년성 비염의 치료와 콧물, 코 막힘 증상의 완화에 도움을 줍니다. 이들 질환의 치료와 관련된 침 치료는 모두 건강보험 적용이 됩니다.

　얼굴 부분의 침 치료는 피부 주름의 개선과 안면 비대칭의 해결에 도움이 되고, 피부 혈색이 좋아지고 화장이 잘 받는 효과가 있습니다. 주름은 눈가 주름, 팔자 주름, 이마 주름의 개선에 효과가 좋은 편입니다. 얼굴 피부 개선에 관련된 침 시술을 정안整顔 요법이라고 하는데, 미용에 관련된 침은 건강 보험이 적용이 안 됩니다. 다양한 질환과 영역에 활용 가능한 것이 침 요법이지만, 침을 맞아서는 안 될 경우도 있습니다.

　침 맞아선 안 될 경우는 다음과 같습니다. 몸 상태가 너무 안 좋을 때, 극심한 피로에 시달릴 때, 술을 마신 직후, 장시간 여행을 다

녀온 직후, 최근 성생활을 과도하게 한 경우에는 침 치료 후엔 일반적으로 혈압이 떨어지게 됩니다. 물론 시간이 지나면 정상 혈압으로 회복되지만, 위에 열거한 경우는 기력이 쇠해진 상태이고 혈압도 좀 낮아져 있는 경우가 많으므로 침을 맞고 어지럽고 손발이 차지며 잠깐 의식을 잃기도 합니다. 이런 현상을 '훈침暈鍼'이라고 합니다. 훈침 증상이 나타나면, 머리를 베개 없이 바닥에 두고 다리를 올려준 상태로 잠시 누워있는 것입니다. 이 방법은 머리로 혈액의 흐름을 늘려주는 방법입니다. 대부분의 훈침 증상은 15분 내외로 회복이 되며, 다만 침을 맞다가 침상 아래로 떨어지는 것은 주의해야 합니다. 이차적인 타박이나 골절 등이 나타날 수 있기 때문입니다.

골절 얘기가 나온 김에 이야기하면, 뼈 부러진 걸 잘 붙게 만드는 데는 골쇄보骨碎補가 좋습니다. 넉줄고사리의 뿌리줄기를 약으로 사용하는데 가늘게 자른 후 꿀물에 적셔 찐 후에 건조 후 복용하시면 됩니다. 발목이나 발가락 손가락의 미세한 골절 등 다양하게 활용할 수 있습니다.

며칠간 밤샘 공부를 하거나 업무를 한 후 혹은 장거리 여행을 다녀오신 직후엔 며칠 쉬었다 침 치료를 받으시면 좋지만 술 마신 직후엔 침을 맞지 마셔야 합니다. 참고로 침 맞고 나서 사우나 목욕은 3시간 정도 경과 후가 좋습니다. 침 맞은 부위로 피부 감염이 일어날 수도 있기 때문입니다. 침은 효과가 빠르고 매우 유용한 치료법이지만 몸이 어느 정도 받쳐줄 때 받는 것이 좋습니다. 그래서 어르신들이 날마다 침을 맞고 힘이 빠진다고 말씀하시는 경우가 많습니다. 그래서 오십견 등으로 침을 자주 맞아야 하는 경우 몸을 보강하는 약을 드시면서 침 치료를 받으면 이런 문제를 해결할 수 있습니다.

42   살찌고 싶어요

　많은 사람이 살 빼는 방법에 대해 관심이 많습니다. 하지만 살찌고 싶은 사람들도 의외로 많습니다. 특히 위장이 약하고 소화 기능이 떨어지신 분에겐 흔한 일이죠. 너무 말라 있어 다른 사람 보기에도 너무 약해 보이는 걸 콤플렉스로 여기시기도 합니다. 살을 찌우려면 우선 몸에 영양이 남아돌아야 하는데, 살이 안 찌는 분들은 영양분의 흡수가 잘 안 되고 그대로 배출되는 경향이 많고, 몸에 열이 많고 대사 기능이 항진된 경우가 많습니다. 갑상선 기능 항진증 환자가 많이 먹어도 살이 안 찌는 이유입니다. 몸에 열이 많으니 먹은 걸 금방 분해해 버리기 때문입니다. 흡수는 위장 기능이 나아지면 되고, 몸의 열은 정상으로 낮춰주면 해결될 것입니다. 이런 과정에서 체중도 서서히 불어날 것입니다. 살찌고 싶으면 흔히 활동량을 줄여야 할 것 같지만 오히려 활동량을 늘려야 합니다. 살이 잘 안 찌는 남성의 경우 육체적 움직임이 많았던 군 복무 시절에 살이 찌는 경우가 많습니다. 이런 경우 활동이 더 많아 에너지 소모량이 늘고 이를 위해 더 많이 먹은 것이 체중 증가로 이어진 것입니다. 갑상선 기능 항진증의 경우 호르몬제를 복용하고 갑상선 호르몬 수치가 정상화된다면 당장 살이 찌는 건 아니지만 더 빠지는 건 예방할 수 있습니다.

살이 안 찌는 사람은 기본적으로 몸에 화나 열이 많은 상황이며, 그 이유는 몸의 진액이 부족하여 몸 안의 화나 열을 제어하지 못하는 것입니다. 결국 진액을 보강하여 몸 안의 화나 열을 줄이면 살이 찔 수 있다는 얘기입니다. 그런데 진액을 보강하는 약재는 대부분 소화가 잘 안 되는 문제가 있습니다. 숙지황이라는 약재가 대표적입니다. 우선 위장 기능을 정상적인 범위로 끌어올린 후 숙지황을 조금씩 섭취해나가면 좋습니다. 여기에 아침마다 누룽지 죽을 드시면 살을 찌우는 데 도움이 됩니다. 호두 역시 살을 찌우는 효능이 있습니다. 호두는 혈맥을 잘 통하게 만들어 머리카락을 검게 합니다. 더운 성질을 가지고 있으므로 너무 많이 먹으면 안 됩니다. 복용량은 개인차가 있으나 하루 5개를 넘지 않는 게 좋습니다. 몸에 열이 많아지면 경련이나 떨림증 등 기타 신경학적 문제가 발생할 수 있기 때문입니다. 그리고 변을 묽게 만드는 속성이 있어 평소 변이 묽은 경우 설사가 날 수도 있습니다. 호두를 드시기에 부담되시면 잣을 드시면 좋습니다. 잣은 약간 따뜻한 성질을 가지고 있고 장복에 부담이 적은 편이며 어지럼증을 치료하고 몸이 허약하고 기운이 없는 경우 드시면 좋습니다.

 수척한 사람이 소화력이 약하면 영양 흡수가 안 되기 때문에 체중이 자꾸 빠지게 됩니다. 소화가 안 되고 먹은 음식물이 분해가 안 된 채 복부에 머무르기 때문에 식욕도 줄어듭니다. 만성 위염과 기능성 소화 불량에서 흔히 나타나는 증상인데 날이 갈수록 음식 섭취량이 줄어드니 살이 계속 빠지는 것입니다. 앞에서 말씀드린 숙지황과 호두를 많이 먹으면 소화 불량이 더 심해져 살이 더 빠질 수 있습니다.

소화가 잘 안 되는 경우 순무를 자주 드시면 좋습니다. 순무는 영양도 풍부해 꾸준히 드시면 살이 찌고 건강해집니다.

도토리를 죽 혹은 묵을 만들어 상시 복용하는 것도 살이 찌는 데 도움이 됩니다. 겨울이 오기 전 다람쥐나 청설모가 도토리를 먹고 살이 오른 모습을 보신 적이 있으실 것입니다. 도토리는 과거 구황작물의 하나로 흉년에 허기를 달래는 목적으로 섭취하였습니다. 이는 위장을 튼튼히 하고 만성 설사를 치료합니다. 설사를 자주 하여 살이 계속 빠지는 경우 드시면 좋습니다.

43 상체 열

가슴 윗부분으로 항상 열감을 호소하는 분들이 계시죠. 다른 사람과 같이 있는 장소에서 혼자만 더워한다든지, 같이 식사하다가 혼자만 땀을 흘리기도 합니다. 얼굴도 쉽게 붉어지는 홍조 증상이 잘 나타나지만, 체온계로 체온을 측정해도 정상인 경우가 많습니다. 상체 열이 심하면 여름철 열대야 현상을 다른 사람보다 더 일찍 느끼거나 더 심하게 느낄 수도 있습니다. 이런 경우 불면을 초래하고 자칫 만성 피로로 이어지기도 합니다.

상체 열이 있으면 정수리에 열감이 나타납니다. 고혈압, 탈모, 갱년기에 자주 나타나게 됩니다. 상체 열과 정수리 열감을 호소하면서도 하복부와 손발이 냉한 경우도 많습니다. 몸 전체가 모두 열감을 나타내는 경우는 37℃ 이상의 발열이 나는 몸살감기에서 볼 수 있는 현상입니다.

　상체 열 증상은 기본적으로 몸에 화가 많은 경우로 정신적 스트레스가 과도하고 업무량이 많을 때 유발되고, 나이가 들어 갱년기가 되면 몸의 진액과 호르몬이 고갈되어 쉽게 말하면 물이 부족하여 불이 위로 올라오는 것을 잘 제어하지 못할 때 유발됩니다. 상체 열 증상이 나타나면 얼굴이 쉽게 붉어지고 가슴이 두근거리고 밤에 잠이 잘 안 오는 증상을 동반하며, 정수리 열이 심해지면 모발이 가늘어지면서 탈모 현상이 나타나게 됩니다. 상체 열 증상이 많아지면 피부염도 나타나기 쉽습니다. 가슴이나 등, 팔 등에 여드름 같은 피부염이 잘 생기고, 몸 여기저기가 잘 가렵게 되며, 피부 묘기증이라고 하여 피부에 글자 등을 손톱으로 표시하면 그 부위가 툭 도드라져 올라오는 증상이 생깁니다. 일종의 피부 알레르기 반응이며, 기존의 비염이나 천식 증상이 있을 때 증상을 더욱 심하게 만듭니다.

　상체 열로 탈모가 나타나면 침을 정수리 부분에 꾸준히 맞으면 두피 혈행이 개선되어 모발이 점차 굵어지게 되고 머리를 감을 때 빠지는 머리카락의 수가 현저히 줄어드는 것을 경험할 수 있습니다. 비염의 경우 코 주변과 기타 혈 자리에 침을 맞으면 맑은 콧물, 코 막힘, 재채기 증상의 완화가 나타나 머리가 맑아지고 집중력이 좋아지게 됩니다.

　가슴에 열감을 자주 호소하는 경우 체질적으로 소양인인 경우가 많습니다. 인삼 먹으면 가슴이 열이 나고 답답하고 머리도 아프게 됩니다. 소양인이 아니더라도 상체 열은 어느 체질에나 나타날 수 있는 증상입니다.

상체 열이 많은 경우 배꼽 아래 하복부는 차가운 경우가 많습니다. 심지어는 손발이 차갑기도 합니다. 이런 경우 상하 순환이 안 되는 것입니다. 상체 열은 끄고 하복부는 따뜻하게 만드는 치료를 통해 해결할 수 있습니다.

한의학에서 몸의 건강 상태를 표현할 때 '수승화강水升火降'이라는 말을 합니다. 말 그대로 물은 위로 올라가고 화는 아래로 내려가야 한다는 말입니다. 수는 몸의 원기에 해당하는 신수腎水는 위로 올라가고 심화心火는 아래의 단전으로 내려가야 건강해진다는 뜻입니다. 상체는 시원하고 아랫배는 따뜻해져야 건강한 몸 상태이기 때문입니다. 신수는 몸의 진액을 말하며, 진액을 보강하면서 상체 열을 제어하는데 천문동天門冬과 맥문동을 추천할 수 있습니다. 천문동과 맥문동을 함께 물로 끓여 차로 드시면 좋습니다. 다만 대변을 묽게 만들 수 있으므로 너무 많이 드시거나 평소 변이 묽은 경우 용량을 적게 시작하시는 것이 좋습니다.

상체 열은 물론 몸의 열감을 다스리는 데는 곡지曲池혈을 지압하시면 좋습니다. 팔을 구부려 생긴 주름의 끝부분입니다.

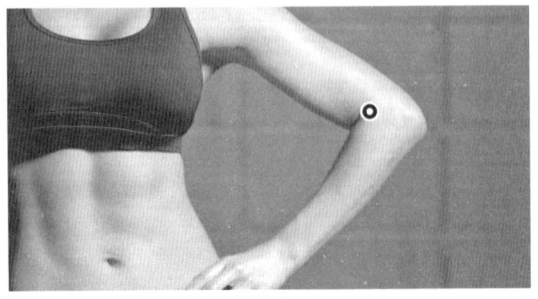

곡지혈

44 위장병과 보약

 피로, 무기력함, 권태를 해소하여 삶의 활력을 더해주는 것이 보약 효과입니다. 현대의 보약은 과거와는 달리 단지 허약 체질을 개선하고 육체적 피로만을 해소하기 위한 것이 아니라 정신적 피로를 줄이는 데도 주안점을 두고 처방하게 됩니다. 과거엔 영양 부족이 많아 이를 먼저 개선할 필요가 많았기 때문입니다. 그런데 요즘에도 위장병 환자들을 위한 보약은 이런 과거의 치료 원칙이 적용되는 경우가 있습니다. 소화기가 약한 경우 영양 흡수가 제대로 이루어지지 않아 기초 체력이 떨어지기 때문입니다.
 요즘 사람 중 피곤하지 않은 사람이 몇이나 있겠냐마는 도저히 버틸 수 없는 지경에 이르게 되면 보약 처방을 받거나 상담을 받는 경우가 많습니다. 사람이 허해졌을 때 이를 보하는 약을 보약이라고 하는데, 크게 기가 허한 경우와 혈이 허한 경우로 나누어집니다. 그리고 대부분은 기혈이 모두 허한 경우가 많은 편입니다.
 피로, 무기력함, 권태가 주요 증상이며, 수시로 땀을 많이 흘리고 다른 사람보다 더 더워하고, 다른 사람보다 더 추워하는 경우 몸이 많이 허해진 상태입니다. 가임기 여성의 경우 생리 주기가 점차 느려지는 경향이 있는데, 생리 주기가 정상이더라도 생리량이 줄어드는 일이 잦아집니다. 전보다 감기에 더 잘 걸리며, 감기에 걸리면 열은 금방 내리더라도 기침, 가래가 오래가는 경우도 면역력이 떨어지고, 기혈이 허해진 것이 원인입니다. 아침에 일어나기 힘들고, 낮에 집중력이 떨어진다면 몸을 보강할 때입니다.

과거 의서에는 기와 혈을 보강하는 처방들이 등장합니다. 하지만 현대인에게 그대로 적용하기 어려운 경우도 많은데, 그 당시와 현대인이 처한 환경이나 생활 습관이 많이 다르기 때문입니다. 또한, 내륙에 사는 사람과 바닷가에 사는 사람들의 식습관도 많이 달라 보약 처방을 받을 때도 이 같은 상황을 고려해야 합니다. 과거와 다른 현대인의 보약 처방의 특징은 정신적 스트레스의 완화입니다. 마음이 편해야 몸도 편해지는 법인데, 마음에 화가 많아 가슴에 열이 많이 쌓이게 되면, 상체 열은 많아지고 하체는 차가워집니다. 소위 상하 순환이 안 되는 상황이 됩니다. 여기에 핵심으로 작용하는 치료 원리가 심장의 안정입니다.

심장 리듬을 너무 빠르거나 느리지 않게 하고 리듬을 규칙적으로 만드는 것이 마음을 편하게 하는 방법입니다. 이때 면역력만 생각하고 상체 열은 고려치 않은 채 인삼, 홍삼만 복용하는 것은 상체 열을 더욱 조장하는 것입니다. 사람의 체질이 모두 다르듯 인삼, 홍삼도 누구에게나 천편일률적으로 적용할 수 없는 것입니다. 개인에 따라 다르지만 통상적으로 한 달 정도의 보약 복용으로 몸이 한결 가벼워지고 피로도 풀리고, 더 나아가 더 큰 병을 예방합니다. 누구나 건강하게 오래 살기를 바랄 것입니다. 가정에선 국화를 물에 담갔다가 끓인 물을 상시 복용하시면 좋습니다.

45 분노 조절 장애

　살다 보면 화나지 않는 일이 없습니다. 뉴스를 보고 정치 사회 면을 집중해서 보면 울분을 금하지 못할 사건도 많습니다. 개인이 타인과 직접 혹은 간접적으로 접촉하는 과정에서도 분노의 감정이 생길 수 있습니다. 분노가 일었을 때 목소리를 낮추면서 그 화를 누르려는 경우가 많지만, 순간적인 화를 참지 못하고 충동적인 폭발로 이어지기도 합니다. 좋은 일이 있을 땐 누구나 착하고 좋은 사람이지만 좋지 않은 일이 있거나 개인적으로 감정이 상하는 일이 생겼을 때 노기怒氣를 명치 아래로 내리는 일이 얼마나 힘든 일인 것인가는 잘 아실 것입니다. 사소한 일에 분노를 제어하지 못하는 상황이 어쩌다 한번씩 충동적으로 나타나는 것도 문제지만 이것이 만성화되어 생활 일부가 되어간다면 친구는 물론 나를 마지막까지 이해하고 지지해줄 가족까지도 멀어질 수밖에 없습니다. 사람이 종일 화를 내는 상태로는 살 수 없을 것입니다. 화라는 감정은 인체의 기운을 순간적으로 모아 위로 상승시키는 것이기 때문입니다. 화를 내면 얼굴에 압이 차고 붉어지는 이유가 바로 기가 위로 솟구쳐 오르기 때문입니다.

　분노 조절 장애의 원인은 뇌의 기능적 이상이나 과거 학대와 같은 정신적 피해나 사고 등으로 볼 수 있지만 정확하게 알 수는 없습니다. 다만 증상이 계속 이어지지 않도록 예방하는 것이 타인과의 관계는 물론 자신의 건강을 지키기 위해서도 중요합니다.

분노란 화의 감정이므로 심장에 좋지 않은 영향을 줍니다. 심장이 안 좋아지면 부정맥과 불면증이 생기기 쉽고 위장 장애를 일으킬 수 있습니다. 위산 과다로 인한 속 쓰림이 반복해서 나타날 수 있는데 새벽에 나타난 증상은 순간의 고통은 물론 일상생활 전반에 걸쳐 무기력함을 유발할 수도 있습니다. 사소한 일에 화가 난다면 우선 눈을 한번 지그시 감고 숨을 크게 한번 들이마셨다가 천천히 내뱉고 타인에게 베푼 호의를 잊어 보시길 바랍니다. 내가 이렇게 잘해줬는데 상대가 즉각적으로 감사의 표시를 안 하고 다른 소리를 한다 해도 그냥 넘어가야 합니다. 그러면 상대가 미안해하고 더 큰 감사로 화답할 것이기 때문입니다.

화를 내고 나면 공허함에 휩싸입니다. 일은 하나도 해결되지 않은 채 말이죠. 화를 내고 났으니 당연히 기운이 빠집니다. 그래서 어딘가에 그냥 눕고 싶은 생각만 듭니다. 이런 생활이 반복되면 당연히 기가 허해지고 일을 하려는데 몸이 안 따라주어 또다시 화를 내는 일에 익숙해지게 됩니다.

분노 조절 장애의 치료는 이미 기력이 소모된 상태이므로 기력을 보충하고 가슴에 몰린 화의 기운을 풀어 아래로 내려가게끔 만드는 방법을 사용하면 좋아집니다. 손바닥을 가슴에 대고 명치 아래로 쓸어내리는 것을 여러 번 반복하고 심호흡을 하면 마음이 편해지실 것입니다.

46 밥 안 먹는 아이

 아이를 키우는 엄마는 아이가 밥을 안 먹을 때처럼 속이 상하는 일이 없을 것입니다. 실컷 고생스럽게 준비한 식사를 아이가 나몰라라 하고 딴청 피우는 것도 짜증이 나지만, 왠지 몸이 늘어져 있고 입맛이 없어 보이는 듯한 표정을 짓고 있으면 가슴이 아프기도 합니다. 안 먹으면 당연히 키와 체중의 증가가 이루어질 수 없습니다. 특히, 단백질의 부족은 면역 세포의 활성을 더디게 하여 쉽게 감기에 걸리게 하고, 자주 아프게 만듭니다. 신경 세포의 발달이 뒤처지면, 두뇌 발달도 늦어질 수 있어 나중에 학습 능력이나 능률이 떨어지게 되는 원인이 됩니다. 밥 안 먹는 아이 치료를 위해선 2가지 관점에서 생각해야 합니다. 첫 번째는 기력 손실이 현저함 즉, 너무 골골하여 음식을 섭취할 기본적인 여건이 갖추어지지 않은 경우이고, 두 번째는 소화 기능의 부족입니다. 이런 경우 조금만 먹어도 복부가 빵빵해지고 아이가 배가 자주 아프다고 호소하기도 합니다.
 사람이 너무 피곤하면, 다른 사람과 말하는 것조차 귀찮기도 하고, 감기를 오래 앓은 후처럼 몸이 늘어져 있을 땐 밥 먹기도 여간 힘든 일이 아닐 수 없습니다. 아이도 이와 다를 바가 없습니다. 이런 경우 억지로 밥을 먹이기보다 몸에 부족한 영양소를 간접적으로 섭취한 후 점차 입맛이 살아나면 점차 음식 섭취량이 늘어나게 되는 것입니다. 위장 기능이 떨어지면 음식물이 위 안에 정체되는 일이 많습니다. 이런 경우 성장을 목적으로 처방된 한약 자체가 소화가 덜 되게 하고 심한 경우 아이가 약을 거부하기도 하는데, 성장에 관련한 한약재가 위장에 부담을 주기 때문입니다. 위장 자체에 대한 부담이 적으며, 위장 기능을 키워주는 한약의 복용으로 소화기가 개선되면, 밥을 더 잘 먹게 됩니다.

47 이명증과 어지럼증

귀에서 소리가 나는 증상을 이명증이라고 합니다. 귀에서 소리가 나고 때에 따라 귀에 소리가 잘 들리지 않고 소리가 명료하지 않은 경우는 이롱증이라고 부릅니다. 이명과 이롱은 원인이 비슷합니다. 귀에서 소리가 나는 경우 하루 중 일정 시간 동안 잠깐 나는 경우도 있고, 종일 '삐'소리가 들리기도 합니다. 이명증은 한쪽 귀에서만 소리가 나기도 하고 양측 귀 모두 소리가 나기도 합니다. 가벼운 소리는 매미 우는 소리처럼 나고 심한 경우엔 파도 소리처럼 들리기도 합니다. 귀에서 소리가 날 때 그리고 소리가 잘 안 들리거나 명료하지 않을 때의 원인은 기본적으로 '신허腎虛'입니다. 신腎이라는 장기는 우리가 잘 아는 콩팥, 신장을 일컫기도 하고, 한의학에선 이와 관련된 기능 계통을 통틀어 말합니다. 뼈, 귀, 생식기, 호르몬 등이 신의 범주에 속합니다. 나이가 들거나 혹은 몸을 혹사하면 신이 부족해지는데, 이를 신허 증상이라고 합니다. 신허 증상이 나타나면 인체의 진액이나 호르몬 부족 현상이 나타나는데, 상체로 떠오르는 열을 자주 경험하게 되고, 이 열을 식히기 위해 얼굴이나 손바닥에 땀을 수시로 흘리게 되고, 체온 변화에 민감해져 남들보다 더 추운 느낌을 받게 됩니다. 그리고 관절이 시리다는 느낌을 많이 받게 되는데, 예를 들어 '무릎이 시리다', '손목이 시큰거린다'는 느낌을 말합니다. 이렇게 신허 증상이 나타나는 가운데 분노를 조절하지 못해 화를 많이 내고, 술과 기름진 음식을 자주 먹고, 성생활을 과도하게 한다면 귀에서 소리가 나거나 안 들리는 증상이 더 심하게 나타나고, 40대 이상의 중장년층 이외에도 20대 후반이나 30대 초중반에서도 이명, 이롱 증상을 경험하게 됩니다. 이명과 이롱의 치료는 기본적인 원인인 '신'을 보강하고 마음을 편하게 하는 치료를 병행하게 됩니다.

이명증은 어지럼증과 같이 나타나는 경우가 있고, 어지럼증은 가만히 앉아있어도 주변 사물이 돌아가는 느낌이 들어 바닥에 머리를 붙여도 쉽게 진정이 되지 않을 때가 많습니다. 평소 손발이 차갑고 앉았다 일어설 때처럼 체위 변화에 따라 어지럼증이 나타나기도 하는데, 이런 경우 심장에서 혈액을 내보내는 박출량이 저하된 경우로 혈압도 낮은 경향을 보입니다. 오랜 기간 몸살을 앓으면서 식사를 부실하게 하거나 위장 기능을 손상할 수 있는 차가운 성질의 약재나 음식(염증에 좋다고 차가운 성질의 알로에를 자주 섭취하는 것도 좋지 않음)을 자주 섭취하는 것도 이명증과 어지럼증 유발의 원인으로 생각해 볼 수 있습니다. 몸살에서 회복되면서 음식 섭취량이 늘어나면 증상이 점차 완화됩니다. 체력이나 기력에 그다지 문제가 없으면서 이명증이 나타나는 경우 정신적 스트레스가 과도한 것이 원인입니다. 학업 혹은 업무 스트레스가 과도하고 대인 관계에 있어 순탄치 않을 때 스트레스가 해소되지 않고 수면의 질이 떨어지며 귀에서 소리가 나게 되는 것입니다. 정신적 스트레스의 원인이 되는 문제가 해결되어야 근본적으로 병이 사라지게 됩니다.

스트레스를 받으면 담즙 분비가 줄어들어 지방질을 부드럽게 만들고 분해하는 기능이 떨어지게 되는데 이것이 혈류를 방해하면 이명이 더 심해질 수 있습니다. 이런 경우 도움이 되는 약재는 해금사 海金沙입니다. 해금사는 실고사리의 포자를 건조한 것이며 소장과 방광을 잘 통하게 하는 작용이 있습니다. 이담 작용을 통해 십이지장을 포함한 소장의 운동성을 키워주고 비뇨기 염증을 해소하고 결석을 배출하는 작용도 있습니다. 담즙분비를 촉진하는 약재로 인진호 茵蔯蒿도 좋은데 사철쑥을 말합니다. 차가운 성질로 열을 내리며 소변이 원활치 않은 증상을 치료합니다.

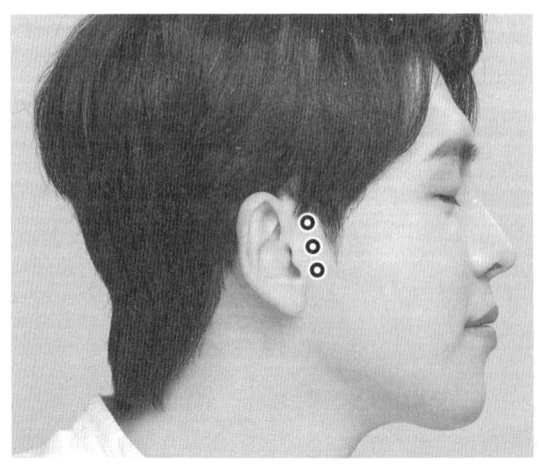

이문혈, 청궁혈, 청회혈

이명과 이롱 그리고 어지럼증의 완화에 도움을 주는 데는 이문耳門혈, 청궁聽宮혈, 청회聽會혈을 들 수 있습니다. 모두 귀 앞에 있는 경혈로 청궁혈을 기준으로 삼습니다. 청궁혈은 귀 앞에 구슬처럼 튀어나온 부위(귀 구슬)의 전방에 움푹 들어간 곳인데, 입을 벌리면 그 공간이 넓어집니다. 청궁혈은 턱관절 치료에도 쓰입니다. 이문혈은 청궁혈의 위쪽으로 움푹 들어간 부위이고, 청회혈은 청궁혈의 아래쪽 움푹 들어간 자리입니다.

48 피부 질환 - 음낭 습진, 음부 소양증 가려움증, 여드름

덥고 습한 여름철엔 남성만의 고민이 있습니다. 바로 음낭 습진입니다. 고환 부위가 많이 습하고 가려고 피부염으로 인해 따끔거리고 심지어는 화끈거리기까지 합니다. 주로 음낭 아래쪽 팬티와 닿은 부분에 증상이 많이 나타납니다. 음낭 피부가 얇게 벗겨져 붉게 드러나고, 표면엔 반짝이는 진물이 흐리기도 하면서 끈적거리기도 합니다. 건조한 환경에서 음낭 습진 증상이 좋아지면 어두운 빛깔의 껍질이 생기기도 하는데, 다시 열이 나고 습한 환경에 노출되면, 껍질이 벗겨져 붉은 피부가 드러나고 진물이 흐리고 따끔거립니다. 피부 질환은 항상 원인을 밖으로 끄집어내야 합니다.

음낭 습진의 주요 원인은 습열濕熱입니다. 즉, 습하고 열이 나는 환경에 자주 노출되면 음낭 습진이 유발되고 더 안 좋아집니다. 이런 외적인 환경뿐 아니라 몸 내부에서도 습열이 많으면 음낭 습진 증상이 생기게 됩니다. 술과 기름진 음식을 많이 먹으면 아래쪽에 습열이 많이 쌓이게 되는 것입니다. 따라서 습진 증상이 심하다면 술과 기름진 음식을 자제해야 합니다. 몸 내부에 습열이 쌓여도 인체의 원기가 충만하면 이를 신속히 날려버릴 수 있지만, 그렇지 않다면 습열이 계속 쌓여있어 음낭 습진 증상이 자주 재발하는 것입니다. 따라서 음낭 습진 증상은 30대 이상의 남성에게서 자주 나타나게 됩니다. 음낭 습진 치료는 원인이 습열이므로, 이것을 몸 밖으로 끌어내는 것입니다. 이럴 때 먹거나 외용으로 활용할 수 있는 약재로는 연교連翹가 있는데 개나리의 열매를 건조하여 사용하며 각종 피부 질환에 두루 사용할 수 있습니다. 민들레와 괴실槐實 또한 같은 목적으로 사용할 수 있습니다. 괴실은 회화나무의 열매인데, 남녀 생식기가 습하고 가려운 증상을 치료하고 오래 먹으면 뇌에 좋고 흰 머리가 생기는 걸 늦춥니다.

  음낭 습진은 하부가 한냉寒冷한 경우에도 유발됩니다. 여성의 음부 소양증의 원인이기도 하며 남녀 모두의 성욕을 감퇴시킵니다. 이럴 때 쓰는 약재가 사상자蛇床子입니다. 열매를 약으로 쓰는데 외용으로 가루를 내어 바르면 남녀 생식기가 습하고 가려운 증상을 치료하고, 달인 물을 마시면 양기를 보강하여 성기능 개선에 도움이 됩니다.

  몸에 차갑고 습한 기운이 많으면 아랫배와 생식기 부근이 차고 소화기를 따뜻하게 해주지 못해 소화가 안 되는 증상이 나타날 수도 있는데 이에 도움이 되는 약재로 호로파胡蘆巴가 좋은데 씨앗을 약으로 씁니다. 인체의 원기인 양기陽氣를 보강하며 어두운 얼굴빛을 밝게 해줍니다.

이제, 여드름 얘기를 해보겠습니다. 사춘기 시절 빈번하게 나타나는 여드름 질환이 성인에서도 나타나기도 합니다. 이때는 모낭염으로 진단받는 경우가 많은데, 여드름은 다른 말로 심상성 좌창이라고도 불리며, 모낭과 피지선의 만성 염증성 질환을 말합니다. 사춘기 시절에는 여자에게 먼저 발생하는 편이지만 중증 여드름의 경우 남자들이 더 심한 편입니다. 여성에게 있어 여드름은 생리 주기가 불규칙하거나 생리통이 심한 경우 양측 볼 위주로 증상이 심하게 됩니다. 이럴 때 굳이 피부에 관련한 약을 쓰지 않고 생리 주기를 바로잡을 수 있습니다. 여드름은 고온 다습한 환경에서 더 심해지는 경향이 있어, 땀이 많이 날 때 유분이 많은 크림을 지나치게 바르는 것은 피지선의 염증을 악화시켜 여드름 증상이 더 심해질 수 있습니다. 뜨겁고 건조한 날씨에서는 여드름 증상이 좋아지기도 합니다. 기름이 많은 즉석 음식이나 튀김류를 많이 먹으면 여드름이 심해지는 경향이 있으므로, 육류는 삶아서 드시는 것이 좋습니다. 이마에 여드름이 많이 난 경우 이를 감추기 위해 앞머리를 내리고 다니는 경우가 많은데, 머리카락의 기름기 때문에 여드름이 더 심해질 수 있으므로 머리카락이 여드름 부위에 닿지 않게 하는 것이 좋습니다. 스트레스를 받으면 얼굴에 열감이 더 심해집니다. 스트레스에 자주 노출되어 얼굴에 열이 심해지면 여드름이 붉게 심해지는 경향이 있으므로 평소 스트레스를 완화하기 위해 명상이나 걷기 운동을 생활화하는 것이 좋습니다. 여드름 질환은 한의학적으로 열과 화가 기본적인 원인으로 성인의 여드름 치료는 배꼽 아래 단전의 양기가 저하된 경우가 있어 이 부분에 양기를 보강하는 치료를 병행해야 할 필요가 있습니다.

여드름엔 고본藁本이란 약재를 외용으로 활용해보면 좋습니다. 분말로 만들어 미용 팩으로 써도 되고 매끈한 피부를 위해 입욕제로 사용해도 좋습니다. 추운 날씨에 얇은 옷을 입고 활동 후 몸이 오슬오슬 춥고 머리와 치아가 아픈 증상엔 차로 끓여 드시면 해소됩니다.

30대 이후 예전에 없던 피부 질환이 많이 생겨나기 시작합니다. 더 어린 연령대에선 아토피성 피부염이나 기타 벌레에 물린 피부 염증이 많이 발생하지만 30대 이상이 되면 영양 상태의 불량, 스트레스, 음주, 흡연 등에 노출되고, 면역력이 떨어져 곰팡이나 세균 감염성 피부염이 많이 발생합니다. 일반적인 습진과 유사하나 처음엔 작게 시작한 병변이 점차 영역을 확장하면서 넓어지는 경향을 보이고 테두리는 약간 솟으면서 붉은색을 띕니다. 한참 활동성이 강하여 옆으로 자꾸 퍼지는 경우엔 조그만 수포 형성 후 진물이 흐르기도 합니다. 소양증은 사람마다 다르지만 긁으면 피부염이 더 심해지고 증상이 점점 더 세어지는 경향을 보입니다. 옆으로 확장되는 기미가 보일 때는 처음 생긴 자리에 딱지가 지기 시작하고 딱지가 떨어지고 피부염 증상이 해소된 부위에는 어두운 색소 침착을 보이기도 합니다. 하지만 몇 달 지나면 어두운 부분이 원래 피부색을 점차 회복하면서 낫게 됩니다. 시작은 손가락 한 마디 정도로 가볍게 시작하지만 조기에 억제가 안 되면, 피부 병변이 최대로 활성화할 때까지는 쉽게 사라지지 않고 처음엔 별다른 증상이 없어 가벼운 피부염 증상과 구분이 안 되어 발견하기도 어렵습니다. 부위가 융기되고 약간은 매끈한 느낌이 들기도 하며 소양증이 시작되는데 가려움증이 너무 심하면 얼음으로 문질러주면 약간 수그러집니다. 나아도 몸에 곰팡이나 세균이 잠복하고 있는 경우가 많아 다시 면역이 떨어지고 위생이 좋지 않고 습한 기후에선 자주 재발하는 특징을 가지고 있습니다. 가벼운 증상은 한 달 안에 낫지만 오래된 경우에는 6개월 길면 1년 정도 이어지기도 합니다.

면역이 떨어지지 않는 것이 중요하므로 기존에 술을 자주 마시는 경우 절주가 필요합니다. 치료는 한약 복용으로 이루어집니다. 면역력을 회복시키는 속도를 높이고, 피부 질환의 특징인 체열의 과도한 상승을 막아 피부 병변이 더 확산하는 것을 막아줍니다. 다만 한방 치료는 몸의 잠재된 원인을 몸 밖으로 배출시키는 특징을 가지고 있으므로, 치료 초기에는 증상이 일시적으로 심해지기도 합니다. 가려움증이 더 심해지거나 진물이 더 많이 흐른다든지 증상을 경험할 수 있는데 시간이 지나면서 딱지가 생기고 이미 생긴 피부 병변 주위로 새로운 병변이 생기지 않게 막아줍니다. 피부 표면이 습하면 증상이 더 심해지는 경우가 있으므로 샤워나 목욕 후엔 몸을 확실히 말린 상태에서 옷을 입는 것이 좋습니다.

여드름 등 피부 염증이 있거나 위장이 좋지 않으면 얼굴이 푸석해지기 쉽습니다. 푸석한 얼굴을 윤기나게 만드는 방법으로는 참깨를 드시는 것입니다. 검정 참깨를 호마胡麻라 하고 흰 참깨를 백유마白油麻라 부르며 구분 없이 드시지만, 얼굴에 염증만 있다면 생것을 드시고 소화가 잘 안 되면 볶아서 드시면 좋습니다. 얼굴 염증엔 금은화金銀花 역시 좋습니다. 인동초의 꽃이며 피부 열독을 제거합니다.

소화가 잘 안 되어 식사 여부와 상관없이 복부가 항시 더부룩한 증상이 있으면 얼굴에 기미나 잡티가 늘어납니다. 얼굴 피부 순환이 안 된 결과인데 이때 곶감을 드시면 좋습니다. 후두를 윤활하게 하여 목소리를 부드럽게 만들어주므로 역류성 후두염 치료에도 도움이 됩니다.

49 생강차와 양배추즙

속 쓰릴 때 조금이나마 증상을 완화하기 위해 여러 방법을 동원하게 됩니다. 우유나 마즙, 알로에즙을 마시기도 합니다. 그중에서 생강차와 양배추즙에 대해 비교하고자 합니다. 생강은 따뜻한 성질을 가졌고, 양배추는 차가운 성질을 가졌습니다. 일반적인 소화 불량은 만성 위염에서 많이 나타나고 소화가 잘 안 되는 사람들은 속이 좀 찬 편입니다. 그래서 속을 좀 따뜻하게 해줄 필요가 있습니다. 이런 경우 생강차를 상시 복용하시면 도움이 됩니다. 다만 자극성이 있어 생강 중량의 5배 정도의 물을 넣고 좀 묽게 끓이는 것이 좋습니다. 위궤양과 위산 과다 환자분들은 대개 소화가 잘 되는 편입니다. 고기나 밀가루 음식도 금방 소화된다고 말씀하십니다. 단지 자다가 속 쓰릴 때 통증 때문에 잠을 설치다 보니 다음 날 피로하여 일할 때 집중력이 떨어지는 것이 문제입니다. 소화가 잘되고 분해가 잘 되는 것은 속에 열이 지나치게 많다는 증거입니다. 이 열을 좀 다스릴 필요가 있습니다. 이럴 때는 양배추즙을 복용하시는 것이 좋습니다. 소화 불량이 있는 만성 위염 환자가 양배추즙을 복용하면 속의 더부룩함을 더 경험하실 수 있고, 위궤양과 위산 과다 환자가 생강차를 복용한다면 속 쓰림이 더 심해질 수 있습니다. 심한 위궤양이나 위산 과다 환자에게는 양배추즙이 효과가 없기도 합니다. 이런 경우는 오적골이라는 한약재를 갈아 주무시기 전 한 숟갈 드시면 도움이 됩니다. 다만 좀 비린 맛이 있어 비위가 약한 분이라면 도움이 안 될 수도 있습니다. 속 쓰림을 다스리기 위해 생강차, 양배추즙을 복용하면서 한의원 치료를 받으면 효과가 더 빠르게 나타납니다. 한의원 치료로 효과를 보는 이유는 바로 심신 피로 해소가 가능하기 때문입니다. 정신적 스트레스 또한 속 쓰림 증상을 유발하므로 마음을 편하게 하고, 육체적 피로는 인체 소화기의 운동과 분해 능력을 떨어뜨리기 때문입니다.

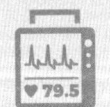

chapter 03

부록:
목 이물감·명치 통증의
양상과 이를 개선하는 데
도움을 주는 생활 습관

목 이물감과 명치 통증의 양상을 파악 후
아래와 같은 습관을 잘 지키시어
건강한 생활을 영위하셨으면 좋겠습니다.

1 목 이물감의 양상

역류성 식도염의 주 증상은 목 이물감입니다. 가슴 답답함과 등 통증이 같이 나타나기도 합니다. 아래 그림은 목 이물감의 발생과 변화 양상을 보여주고 있습니다.

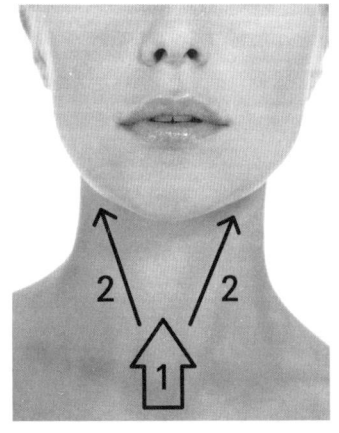

목 이물감은 역류성 식도염 환자의 삶의 질을 가장 많이 떨어뜨립니다. 후두염을 자주 동반하게 됩니다. 그래서 목소리가 잘 잠기고 쉬기도 하며, 노래를 좋아하시는 경우 음이 예전만큼 올라가지 않고, 강의를 하시는 분은 성량이 자꾸 작아짐을 경험하게 됩니다. 목 이물감 증상은 1번 영역에서 시작되어 2번 영역으로 점점 올라갑니다. 발병 초기에는 위산 역류로 1번 영역이 화끈거리거나 쓰린 증상이 자주 나타나지만, 오래되면 이물감이 주로 나타납니다.

목 이물감은 하루 중 일정 시간에만 나타나기도 하지만, 심한 경우 종일 나타납니다. 2번 영역은 흉쇄유돌근이라는 목의 근육인데, 2번 영역의 출발점인 갑상선 부근이 답답한 느낌이 들다가 심한 경우 귀 부분까지 당기고 뻐근한 느낌이 나타납니다. 그 이후엔 귀가 먹먹해지거나 이명증이 나타나면서 편두통으로 발전하게 됩니다. 이렇게 아픈 곳이 많아지면 마음도 답답하고 불안하여 불면증이 나타나기도 합니다. 이는 만성 피로로 이어져 매사 집중력을 떨어뜨리고 심하면 공황 장애와 우울증이 나타나기도 합니다.

1가지 좋은 팁

평소 말씀을 많이 하시는 경우 아침에 혹은 말을 많이 해야 하는 시간 직전에 아카시아꿀을 물에 타지 말고 한 숟갈 정도 드신 후 그 꿀을 꿀꺽 삼켜보시면 좋습니다. 꿀이 목 이물감이나 목소리 잠김을 치료하지는 못하지만 2시간 정도 목이 편안해짐을 경험하실 것입니다. 또 하나의 방법은 달걀을 반숙으로 드시면 성대가 부드러워지면서 쉰 목소리 치료에도 도움이 됩니다.

2 명치 통증의 양상

　명치 통증과 복부 불편감은 역류성 식도염과 위염에서 공통으로 나타나는 증상입니다. 영역별로 증상의 특징이 있으니 아래 그림을 보시기 바랍니다.

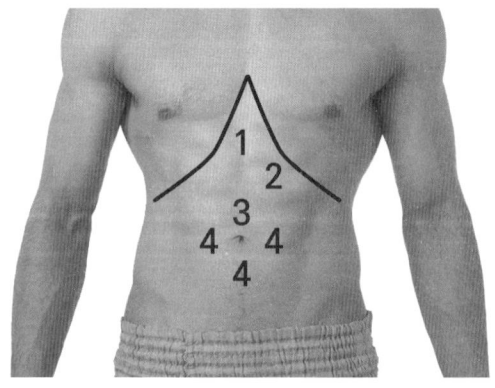

　명치 통증은 1번과 2번 그리고 3번 영역에서 가장 많이 나타납니다. 좌측 갈비뼈 아래가 뻐근하고 식후 답답함이 주된 증상입니다. 1번 영역이 뻐근하면 음식물이 식도에서 위로 넘어오는 과정이 힘들어진 것입니다. 여기가 답답하고 아프면 불면증이 자주 나타나 밤에 잠이 들 때까지 걸리는 시간이 길어지고 중간에 자주 깨기도 합니다. 2번과 3번 영역이 뻐근하면 음식물이 분해되지 않고 위의 중앙이나 출구 부위에서 정체되어 있다는 뜻입니다. 입맛이 떨어지기도 하고 속이 더부룩함을 많이 느낍니다. 3번 영역이 심장이 박동하는 것처럼 뛸 때도 있습니다. 주로 신경이 예민한 분들에게 자주 나타나고 신경을 많이 쓰면 증상이 더 심해집니다. 4번 영역은 아랫배 팽만이 많이 나타나는 부위입니다. 대변을 보고도 덜 본 느낌이 들고 항상 가스가 차고 소화가 덜 된 느낌을 받을 때 다른 사람의 살처럼 느껴지고 피부 감각이 저리기도 합니다. 4번 영역 역시 팽만이 심해지면 심장 박동처럼 뛰는 경향이 있습니다.

좋은 팁

식후 혹은 아무 때나 복부 불편감이 나타난다면 앞의 그림에 나온 번호 순서대로 자신의 손가락이나 지압 봉 등으로 번호 부위로 꼭 눌러보시면 좋습니다. 배에서 꿀렁거리는 소리가 나면서 음식물 분해가 촉진됩니다. 그리고 양손을 비벼 열이 발생하게 한 후 복부를 시계 방향으로 돌려가며 부드럽게 마사지하면 속이 따뜻해지면서 편안함을 느끼게 됩니다.

3 식습관

위장을 건강하게 지키는 식습관은 평소 밥, 채소, 삶은 고기를 먹는 것입니다. 육류를 별로 좋아하지 않는 분도 계시지만, 위장이 약한 소음인은 특히 체력이 쉽게 떨어지기 때문에 고기를 조금씩이라도 자주 섭취해야 체력 저하를 막을 수 있습니다.

먼저 3~6일간은 밥과 채소만 먹습니다. 채소는 기름에 볶지 말고

될 수 있는 한 생것으로 드시는 게 좋으며 나물 종류도 괜찮습니다. 이같이 3~6일간 식사를 한 후 속이 편해지고 위장 증상이 없으면 삶은 고기를 섭취해도 되는데, 소고기뭇국을 끓여 드시면 좋습니다. 소고기뭇국을 드신 후 별다른 증상이 없다면 밥, 채소, 삶은 고기에 대한 적응력이 키워진 것입니다.

고기를 구워 드시려면 기름이 적은 소고기 부위를 드시면 좋습니다. 소고기는 성질이 따뜻하고 맛이 달아 육회로도 자주 드시는데 비위를 보하고 토하고 설사하는 것을 그치는 작용이 있습니다. 몸이 자주 붓는 증상에 좋고 근육과 인대를 튼튼히 하여 허리와 다리가 자주 아픈 경우에 도움을 줍니다. 운동선수가 소고기를 많이 섭취하는 이유도 이 때문이죠.

돼지고기 삼겹살이나 오리고기는 구워 드시지 말기를 권합니다. 기름이 많기 때문입니다. 육류에 대한 적응력을 높이게 되면 간혹 면, 빵 등과 같은 밀가루 음식을 드실 수 있습니다. 혹시 이들 음식을 많이 섭취하게 되면, 다음 날 첫 식사는 채소죽을 드시어 위에 대한 부담을 줄이고 전날 섭취한 음식 노폐물을 몸 밖으로 신속하게 배출하는 것이 위장을 건강하게 지키는 비결입니다.

콩 종류는 피하는 게 좋아 두유, 두부, 된장, 청국장도 안 드시는 것이 좋습니다. 변비가 심하신 분들은 우유 3분의 1컵 혹은 바나나 반 개를 드셔 보시기 바라며, 속에 부담이 된다면 가정에서 발효기로 직접 제조한 요구르트를 드시면 좋습니다. 꿀과 참깨 분말을 더운 물에 타서 아침, 저녁으로 복용하는 방법과 시금치죽을 드시는 방법도 있습니다. 시금치는 장의 열을 내리는 작용이 있으므로 열성변비

熱性便祕를 치료하며 하복부를 누르면 단단하고 갈증이 자주 나 찬물을 선호하는 증상이 나타납니다.

몸에 좋다고 현미밥을 드시거나 곡물가루를 우유에 타서 식사 대용으로 드시는 경우 상복부에 부담을 줍니다. 상복부 팽만이 오래되면 식후 늘 더부룩하고 명치 아래가 그득하며 아프게 됩니다.

정리하자면 기본적으로 밥, 채소, 삶은 고기로 식사를 하시는 것이 좋습니다. 콩 종류는 하복부에 가스를 유발하므로 절제하시는 것이 좋고, 단맛을 많이 섭취하면 상복부에 팽만감을 유발하므로 절제하는 것이 중요합니다. 과식한 후 다음 끼니는 채소죽을 드시어, 전날 노폐물을 몸 밖으로 신속히 배출해야 위장을 보호할 수 있습니다. 간혹 사과나 포도를 즐겨 드시는 경우가 있습니다. 이런 경우 위산 분비가 늘어나 목 이물감 증상을 더 심하게 만들 염려가 있으니 특히 아침과 저녁 식후엔 절제하시면 좋습니다.

평소 과일보다는 채소 위주로 드시되 적당량의 방울토마토는 추천합니다. 토마토 섭취 후 위산 분비가 증가하면 당연히 절제해야 합니다. 생선은 속살 위주로 드시는 것이 좋으니 구운 생선을 드실 때는 기름이 많은 겉껍질은 드시지 않는 것이 좋습니다.

4 운동 습관

위장 치료는 복부를 부드럽게 만들 필요가 있습니다. 복근 운동은 하지 마시고, 근육을 뭉치게 하는 근력 운동은 삼가야 합니다. 만성 위염 환자 중에 평소 운동도 하지 않지만 복근이 발달한 것처럼 단단하기도 합니다. 이런 근육이 부드럽게 풀어져야 위장 기능이 온전히 회복됩니다.

위장이 약한 분들은 움직여야 소화가 잘됩니다. 체력이 떨어진 분들은 무리하게 운동하지 마시고 식사를 마치고 좀 쉬었다가 15~20분 정도 가벼운 걷기 운동을 하시면 좋습니다. 기력이 약한 분들이 1시간씩 운동을 하면 체력 특히 양기가 더 고갈되어 위장 운동 기능이 더 약해집니다. 위장 운동이 약해지면 음식물이 위장에 머무르는 시간이 길어지게 되고 식사 때가 되어도 입맛이 없어지고 먹은 음식물로부터 양질의 영양소를 섭취하지 못하고 몸에 노폐물만 쌓이게 됩니다. 위장이 약한 분들이 어깨나 등 부위의 근육통이 많아지는 것이 이런 이유입니다.

운동 시간은 식후 30분 정도 경과 후가 좋은데, 저녁 식사 후가 가장 효율적입니다. 그래야 주무시는 동안 음식물 분해 흡수력을 높여 다음 날 아침에 속을 편안하게 만들기 때문입니다.

정리하면, 힘을 많이 쓰는 운동보다는 가벼운 걷기가 소화에 더 도움을 줍니다.

5 스트레스 완화 지압법

스트레스가 많으면 신경성 소화 불량이나 위장 장애가 많이 나타납니다. 규칙적인 운동은 마음을 편하게 해주는데 추가로 지압법을 알려드리겠습니다.

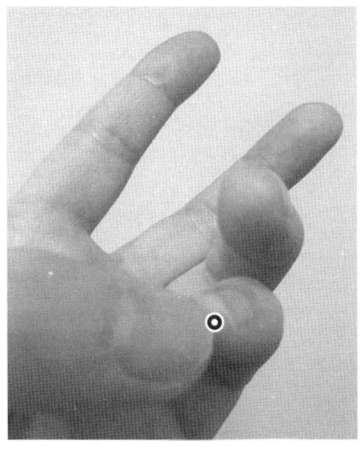

긴장하거나 신경 쓸 일이 생길 때마다, 엄지손가락 손톱으로 같은 손 새끼손가락 손톱 밑을 꼭 눌러주시면 심리적 안정 효과가 있습니다. 전화 통화를 하면서 혹은 다른 일상생활을 하면서 수시로 자주 시행하시기 바랍니다. 이 방법은 낯선 환경에서 쉽게 긴장할 때 좋습니다.

신경성 소화 불량이신 경우 혹은 위장 장애로 불면증, 우울증이나 공황 장애가 유발되면 정신적 스트레스를 완화하는 것이 중요합니다. 모든 스트레스의 기본은 불안입니다. 불안이란 감정은 우리가 살아가는 동안 친한 친구처럼 항상 함께하게 됩니다. 불안이란 감정이 올라오면 이를 다른 행동으로 주의를 돌릴 필요가 있는데, 음악 감상, 독서, 명상 등이 있습니다. 또, 육체를 힘들게 하여 불안을 잠시라도 잊을 수 있는데 이를 전환 기법이라고 합니다. 불안이 나타나면 이런 불안을 완화하기 위해 강박적 행동을 하기도 합니다. 예를 들면, 반복적으로 손 씻기 등을 들 수 있습니다. 이런 행동을 1시간만 미루기, 내일로 미루기, 1달 후로 미루기, 1년 후로 미루기 등으로 자꾸 미루시면 당신은 불안을 자신의 힘으로 통제할 능력이 생깁니다. 이를 연기 요법이라고 부릅니다.

6 기억할 내용

 소화가 잘 안 되고 예전보다 음식을 분해하는 시간이 길어졌다면 생강을 그늘에 말린 뒤 프라이팬에 넣고 표면이 약간 갈색을 띨 때까지 불로 볶아줍니다. 이를 물로 끓여 차로 드시면 증상에 도움이 됩니다. 말린 생강을 건강乾薑이라고 합니다. 치료가 어렵고 늦었다고 포기하지 마시고 위에서 알려드린 건강을 꾸준히 드시면서 차근차근 침 치료를 받으시면 나아지실 수 있습니다. 모든 치료에 있어 긍정적인 마음이 매우 중요합니다. 4주 이내 반응이 없다가도 6주쯤 되면서 급격히 좋아지시는 경우를 많이 봅니다.
 제산제는 증상이 너무 심하여 견디기 어려울 때만 복용하는 것이 좋은데 처음엔 증상이 온전히 제산제 등을 병행 복용할 경우가 많겠지만 점차 제산제 등의 약물을 덜 찾을 것이고 증상이 호전되면 완전히 중단하시게 됩니다. 약물을 오랜 기간 드신 분이라면 서서히 중단하는 기간이 더 길어질 수도 있습니다.

표재성 위염, 역류성 식도염 진단을 받고, 위산뿐 아니라 음식물 자체가 역류하기도 하며, 지속적인 목 이물감이 있는 경우엔 위 운동 기능을 개선하는 방법으로 고쳐야 합니다. 위 운동 기능을 개선에는 인삼이 좋습니다. 인삼은 원래 폐가 약하여 호흡이 짧고 기침을 자주 할 때 좋지만, 비위가 약하여 입맛이 떨어지고 음식물의 수송 기능이 저하된 경우를 회복시켜 줍니다. 수송 기능이 바로 위 운동 기능을 말합니다. 홍삼이 괜찮으며 차로 끓여 드셔도 좋고 가루를 내고 그 분말을 매회 1g씩 하루 3회 드시는 것도 좋습니다. 인삼은 마음을 안정시키고 지력을 향상하므로 신경성 소화 불량 치료에 도움을 줍니다. 다만 가슴이 자주 두근거리고 답답할 때는 드시지 말아야 합니다.

목 이물감 치료는 매핵기 치료를 병행하는 것이 좋은데, 역류성 식도염은 스트레스 과도나 신경이 예민하신 경우 많이 발병하기 때문입니다. 목 이물감은 정서와 관련이 깊으므로 치료가 종료되어도 신경을 갑자기 많이 쓰면 재발하는 경우가 있습니다. 그래서 평소 새끼손가락 손톱 아래 2mm에서 3mm 지점을 자주 지압하시면 심리적 안정에 도움이 됩니다. 앞서 소개한 지압법입니다. 아울러 기관지 건강에 좋은 배나 도라지 뿌리를 함께 끓여 먹으면 도움이 됩니다.

위산이 부족하여 소화가 잘 안 되는 경우 위축성 위염과 장 상피 화생을 진단받기도 합니다. 위축성 위염은 위 점막이 만성 염증으로 얇아진 질환을 말하고, 장 상피 화생은 위의 정상적인 점막 조직이 위산을 분비하지 못하는 조직으로 변형되는 현상입니다. 아직 '치료를 통해 장 상피 화생 조직이 원래의 위 점막 조직으로 환원될 수 있다', '그렇지 않다'고 견해가 분분합니다. 우선 떨어진 소화 기능을 회복하고 장 상피 화생이 타 조직으로 확산하지 않는 것을 목표로 치료를 하게 됩니다.

📌 **에필로그**

　사람들은 말합니다. 세상만사 중 다시 떠올리기 싫은 일은 그냥 내버려 두라고 합니다. 시간이 모든 걸 해결해 준다고 말이죠. 하지만 몸에 나타난 질병은 내버려 둔다고 그냥 나아지지 않습니다. 몸의 구조적 기능적 문제가 해결되지 않으면 결코 고칠 수 없습니다. 사람을 치료할 때 자동차 수리에 비유할 때가 있습니다. 특히, 심장을 차량의 엔진에 빗대어 설명할 때가 있습니다. 심장이 수축할 때 혈액을 배출하는 박출력이 떨어지는 상황을 엔진 출력이 저하된 모습이라 말합니다. 연식이 오래되면 엔진 출력이 떨어지는데 사람의 심장도 나이가 들수록 그 기능이 떨어질 수밖에 없습니다. 엔진의 문제라 새로운 엔진으로 교체한다는 건 새로운 차량 구입과 다를 바 없지만 심장은 기능이 저하된다고 하여 늘 새것으로 교체할 수는 없을 것입니다. 그래서 나빠지기 전에, 증상이 나타나기 시작할 즈음에 빠른 조치를 해야 합니다. 평소 엔진오일 체크를 하고 급발진과 급제동을 안 하는 습관이 엔진의 수명을 늘리는 방법입니다. 엔진의 출력은 가속과 주행 능력의 측면에서만 생각해 볼 수 있는 반면 심장은 박출력만 생각할 수는 없습니다. 심장을 통해 전신에 공급되는 혈액의 역할이 중요하기 때문입니다. 온몸 구석구석 연결되는 신경망 역시 양질의 혈액이 없다면 제 기능을 발휘하기 힘듭니다. 이 말은 심장의 기능적 저하는 온몸의 질병과 여러 증상의 원인이 된다는 뜻입니다. 이 책에서 기술한 여러 증상의 원인은 심장의 기능적 저하로 인한 순환 기능의 부진입니다. 부정맥은 심장 박동을 일으키는 전기적 신호의 이상에서 유발되는 증상이고 역류성 식도염은 심장에서 식도와 위장으로의 순환의 부진으로 운동 기능이 떨어져 유발됩니다. 갱년기는 호르몬의 부족이 원인인데 부족한 호르몬마저도 혈액을 통해 표적 장기로 전달되는 상황을 생각한다면 순환 부진과 관련이 깊습니다. 심장의 순환 기능 저하로 질환이 유발되고 그 질환에서 파생된 증상이 우후죽순처럼 불어나는 것입니다. 그래서 '나이가 드니 여기저기 아픈 데가 많아져'라고 말씀하시는 분들이 많은 이유입니다. 아픈 데가 많아 진료 전 하나라도 빠뜨리지 않기 위해 종이에 증상을 빼곡히 적거나 출력하여 의료 기관을 방문하는 분들도 일단 모든 증상의 출발지가 심장임을 먼저 이해해야 합니다. 병의 원리를 스스로 이해하고 치료하고 나아지는 시간이 짧아지고 오랫동안 낫지 않던 질병의 치료에 있어 자포자기하는 마음을 버릴 수 있는 계기를 만들 필요가 있습니다.

    심장만큼 중요한 장기는 위장입니다. 위장엔 식도, 위, 소장, 대장 등 하나의 관으로 이어진 소화관 전체를 말합니다. 식사 후엔 일정 시간 동안 채워져 있고 공복 시엔 반드시 비워져야 건강한 위장 상태입니다. 우린 갓난아기 시절을 제외하곤 인생의 전 기간에 걸쳐 외부 음식물에서 영양을 얻어야 하고 여기서 신선한 피를 만들게 됩니다. 이 피를 건강한 심장이 온몸 구석구석 보내줘야 건강을 유지할 수 있습니다. 심장은 다른 장기를 살리지만 정작 심장도 새로운 영양을 공급받아야 제 기능을 하게 되는 것입니다. 결국 심장과 위장이 튼튼해져 조화로운 기능을 발휘한다면 역류성 식도염, 부정맥, 갱년기 질환을 치료하는 몸의 토대가 마련되는 것입니다.

발병 원리를 이해하면 스스로 본인의 증상을 개선하고자 하는 욕구가 강해집니다. 치료에 대해 피동적 자세에서 능동적으로 입장을 변화하게 됩니다. 질병으로 유발된 증상들을 검사로 확인하기보다는 개인의 주관적으로 호전 여부를 파악하는 경우가 많습니다. 심전도나 내시경 검사에서 별로 신경 쓸 필요가 없다는 말을 듣더라도 날마다 본인 스스로 느끼는 증상이 사라지지 않으면 병이 나았다고 생각하지 않습니다. 그래서 의료 기관에서 진단을 받고 치료를 받는 중에라도 특정 증상이 잘 나아지지 않고 복합적인 증상이 얽혀있을 때 이를 풀어내는 데 도움이 되는 한약재韓藥材와 지압하면 좋은 경혈經穴을 소개하였습니다. 약재와 경혈은 제 개인적인 임상 경험을 토대로 동의보감을 참조하였습니다. 현대 사회에 조선 시대의 의서가 과연 도움이 될 수 있을 것인가라는 의구심이 들 수도 있습니다. 하지만 현대 약리학에서 약재 전체 추출물과 유효성분의 효능에 관한 연구들은 과거 의서에 나온 효능을 실험적으로 재해석한 경우가 많습니다. 이미 그런 작용을 할 거라고 가설을 세운 후 실험한 결과 예상대로 효과가 나타났다는 말입니다. 천연물에서 추출한 신약 역시 이런 관점에서 출발한 것입니다. 이런 점이 한의학이 현대 사회에서도 통하는 이유이자 동의보감에 기재된 약재의 일상생활 활용도를 높이려는 취지입니다. 특히 미병未病(아직 발병하지 않은 상태) 혹은 발병 초기에 스스로 해결하는 방법을 안내하고자 했습니다. 여러 질환을 치료하면서 자주 받는 질문 중 하나가 '집에서 간단히 먹기엔 뭐가 좋아요?'입니다. 이에 대한 답을 정리한 것이 이 책의 요지입니다. 당부하고 싶은 건 '과유불급'이란 말을 잊지 마시라는 것입니다. 이런 상황에 무엇이 좋다고 그것만 계속 남용하는 건 좋지 않다는 얘기죠. 약재에 따라 다르나 하루 4g을 넘지 않게 복용하시고, 두 달 정도 섭취하면 한 달 정도는 휴지기를 가지는 것이 좋습니다. 밥이든 약이든 일단 간에서 대사하기에 간도 정기적인 휴식이 필요합니다.

  글을 마치면서 한 말씀 더 드리자면, 몸 상태에 대해 모르는 게 약인 경우가 많습니다. 어떤 병에 걸렸음을 인지하는 순간 자신감 결여는 물론 몸도 위축되기 때문입니다. 그런데 몸이 좋지 않다는 걸 이미 알게 된 상황에선 내 몸과 질병에 대해 더 자세히 알고 보다 적극적인 자세로 임해야 좋은 결과를 얻을 수 있습니다.